中医辨证配膳，家庭实用良方。！！！

Tu Jie Dui Zheng Yao Shan Su Cha Shou Ce

图解 对症药膳速查手册

谭小春　李　健◎编著

U0271597

中医古籍出版社

图书在版编目（CIP）数据

图解对症药膳速查手册 / 谭小春，李健编著. -- 北
京：中医古籍出版社，2013.7
ISBN 978-7-5152-0504-5

Ⅰ.①图… Ⅱ.①谭… ②李… Ⅲ.①食物疗法
Ⅳ.①R247.1

中国版本图书馆 CIP 数据核字（2013）第 285633 号

图解 对症药膳速查手册

谭小春　李　健 编著

责任编辑 朱定华

封面设计 张　楠

出版发行 中医古籍出版社

社　　址 北京东直门内南小街 16 号（100700）

印　　刷 北京市通州富达印刷厂

开　　本 787mm×1092mm　　1/16

印　　张 15

字　　数 240千字

版　　次 2014年1月第1版第1次印刷

书　　号 ISBN 978-7-5152-0504-5

定　　价 38.00元

药食相辅，
美味带来健康！

《黄帝内经》载："药以祛之，食以随之。"明确提出食物疗法是一种重要的治疗手段。

孙思邈认为："食能排邪而安脏腑，悦情爽志以资气血"，"凡欲治疗，先以食疗；既食疗不愈，后乃用药耳。"

孙思邈的弟子编纂的《食疗本草》，详细记载了241种食物的性味、功效，过食、偏食后的副作用，及其加工和烹调方法。

宋代《太平圣惠方》收录"食治门"，记载药膳方剂160首，以粥、羹、饼、茶等剂形出现。

药膳，形成于传统的中药学精粹基础之上，将中药和某些具有药用价值的食物相配，在食用中发挥其保健和治疗作用。它最大的特点是"寓医于食"，既将药物作为食物，又将食物辅以药效，二者相辅相成；既具有很高的营养价值，又能让良药不再苦口，从而达到防病治病、保健强身、延年益寿的作用。如今，人们的生活水平不断提高，自我保健的观念也日益提升，以药膳来防治疾病的方法越来越多的受到人们的青睐。

在中药材中可供做滋补品和食疗药膳的有500种之多，占全部中药材的1/10。药膳是将中药与食物相搭配，经过加工，制成色、香、味、形俱佳的食品。这些特制的食疗药膳食品，可以做成菜肴、点心、小吃、糖果、蜜饯等等，不胜枚举。

药膳的特点

药膳讲究的是通过饮食调整人体机能，并提升人体免疫力。药膳所使用的原料，能在食物中充分发挥其防病治病和健康养生的显著效果。因此，药膳通过特定的配方不仅可以达到治病的功效，更可以通过调和阴阳、增补亏虚等方式，来提升人体免疫力，以达到增强体质、预防疾病的作用。

进行膳食搭配时，要根据患者的体质、健康状况、患病性质、季节时令、地理环境等多种因素，来确定相应的食疗原则。这样，既能将药物以为食用，又可以赋予食物以药力，二者相辅相成，相得益彰。

现在的药膳在传统中医学的基础上，又吸取了现代营养学及烹饪学的精华，即"药借食味，食助药性"，满足了人们"厌于药，喜于食"的天性。且各类食材及药材种类繁多，可任意煎、炸、炒、炖、蒸，满足了人们各种不同的口味及要求。

药膳的功效

"西医治标，中医治本"，药膳是中医的一种延伸，通过祛除人体的"邪"气，进而达到标本兼治的疗效。药膳讲究"五谷为养，五果为助，五畜为益，五菜为充，五味合而服之，以补精益气"的膳食搭配原则，既能满足人们饮食的需求，又可以满足营养与保健的要求，具有治病、强身、抗衰老的作用。因此，用药膳来保健养生、延缓衰老明显要好于一般用药。

很多疾病发生时或在发病的某个阶段，用药膳或食物为主加以治疗具有显著的效果，膳食疗法是临床综合疗法中一种重要的不可或缺的内容。传统中医认为食物的四气、五味、归经、阴阳属性等与人体的生理密切相关，我们可针对病人的症候，根据"五味相调，性味相连"的原则，以及"寒者热之，热者寒之，虚者补之，实者泻之"的法则，用相关的食物和药膳治疗调养病人，以达到治病康复的目的。

目录

第一章
疏肝理气篇

▲ 草莓
润肤美颜 · 利尿止泻

理气止痛

通乳丰胸

失眠多梦

▲ 菠萝
解暑止渴 · 消食止泻

目录
CONTENTS

第二章
健脾益胃篇

⊙ 樱桃
补中益气·祛风除湿

⊙ 龙虾
化痰止咳·延缓衰老

第三章
润肺止咳篇

第四章
滋补养肾篇

目录

▲ 川贝母
清热润肺 · 化痰止咳

▲ 枸杞
益气安神 · 滋阴补肾

第五章

补血护心篇

第六章
美容养颜篇

第七章
女性护理篇

● 当归
补血活血 · 调经止痛

目录

● 川芎
活血行气·祛风止痛

● 桂圆
壮阳益气·补益心脾

第八章

清热排毒篇

● 山楂
消积化滞·活血化瘀

祛火排毒

第九章
体质调理篇

我们在此特别设置了阅读导航这一单元，对文中各个部分的功能、特点等做一说明，这必然会大大地提高读者在阅读本书时的效率。

推荐药材和食材

根据不同的健康问题，向您推荐最有效的对症食材和药材。

饮食宜忌

提醒您饮食的注意事项，让您吃出健康的好身体。

保健小提示

在生活细节中关注您的健康，起居饮食都能调养身体。

推荐药膳

食材与药材的精心搭配，教您烹调出有养生功效的美味药膳。

香菇旗鱼汤

● 材料

【药材】天花粉15克、知母10克。
【食材】旗鱼肉片150克、香菇150克、绿花椰菜75克、清水500毫升、棉布袋1个。

● 做法

①全部药材放入棉布袋，全部材料洗净，香菇和绿花椰菜剁成小朵备用。②清水倒入锅中，放入棉布袋和全部材料煮沸。③取出棉布袋，放入嫩姜丝和盐调味即可食用。

味甘、性寒。通小肠，消痰止嗽，润心肺，心止惊悸。有润肠作用，故脾虚便溏者不好的表面黄棕色至棕色，质硬，但易折黄白色。味微甜、略苦，嚼之带黏性。

虫草瘦肉粥

● 材料

【药材】冬虫夏草3钱。
【食材】瘦肉50克、白米100克、盐适量。

● 做法

①将瘦肉用清水洗净，余烫去除血水，然后切成小方丁备用。②冬虫夏草用清水洗净，并用网状布包好。③将白米用清水淘洗干净，然后放入装着冬虫夏草的纱布包一同煮。④煮至7分熟后，再放入切好的瘦肉，煮熟后将药材包取出即可。

、食欲减退、盗汗、贫血等症状有明显疗效。
用于治疗阳痿、腰酸、遗精等病症。

第一章
疏肝理气篇

食材药膳速查索引

本书把各种药膳的原料按其所属分为肉蛋类、水产品、蔬菜类、水果类、谷物豆类，简单明了，查找更为便捷。

10种适合家庭栽种的常用药材

在此，我们特别推荐几种适合家庭种植的常见药材，读者可以尝试种植。

特效药材推荐

在每一章的正式内容开始之前，会有针对该章主要内容的特效药材和食材推荐，以期给读者药膳养生的整体印象。

图解对症药膳速查手册　13

食材药膳速查索引

鹌鹑蛋

牛肉

鸡肝

乌鸡　　　　　　　　　鸭肉　　　　　　　　　猪脚

甲鱼　　　　　　　虾　　　　　　　海参

白萝卜

木耳

南瓜

山药	山药土茯苓煲瘦肉p46　四仙莲藕汤p55　山药炖鸡汤p59　山药白果瘦肉粥p85　润肺乌龙面p97　黑芝麻山药糊p112　三仙烩猪腰p117　海鲜山药饼p119　山药煮鲑鱼p135　山药内金黄鳝汤p137　银耳山药羹p169　山药枸杞炖牛肉p203　山药炒豌豆p239
丝瓜	通草丝瓜草虾汤p49
豌豆	雪梨豌豆炒百合p77
西红柿	芦荟西红柿汤p164　补气人参茄红面p183　西红柿肉酱烩豆腐p201纤瘦蔬菜汤p207　黄芪牛肉蔬菜汤p221
香菇	香菇旗鱼汤p45　板栗香菇焖鸡翅p105　蘑菇海鲜汤p205

水果类

菠萝	山楂牛肉菠萝盅p79
草莓	草莓小虾球p69
黑枣	双枣莲藕炖排骨p65　黑枣参芪梅子茶p225
金橘	消脂金橘茶p67
木瓜	木瓜炖银耳p48　木瓜冰糖炖燕窝p167
柠檬	柠檬蜂蜜汁p71
山楂	山楂牛肉菠萝盅p79
无花果	无花果木耳猪肠汤p76
西瓜	板蓝根西瓜汁p213
雪梨	雪梨豌豆炒百合p77　川贝酿水梨p89　银耳雪梨汤p169　人参雪梨乌鸡汤p223
杨桃	杨桃紫苏梅甜汤p68

草莓

木瓜

柠檬

大米	人参蜂蜜粥p75　人参红枣粥p79　山药白果瘦肉粥p85　板栗枸杞粥p120 酸枣仁白米粥p141　何首乌核桃粥p175　牛奶红枣粥p185
黑豆	何首乌黑豆煲鸡脚p103　养生黑豆奶p105　巴戟天黑豆鸡汤p115 黑豆桂圆汤p229　黑豆洋菜糕p237
红豆	冰冻红豆薏仁p169
花生	猪脚煮花生p48　牛奶炖花生p49　四仁鸡蛋粥p97
绿豆	大黄绿豆汤p145　陈皮绿豆汤p211　绿豆薏仁粥p212
麦芽	麦芽乌梅饮p87
糯米	莲子红枣糯米粥p73　松仁雪花粥p153　糯米甜红枣p238
芡实	芡实莲子薏仁汤p235
荞麦	荞麦桂圆红枣粥p53　蔬菜鲜饭团p237
小米	红枣柏子小米粥p77
薏仁	美肤猪脚汤p168　冰冻红豆薏仁p169　冬瓜薏仁鸭p211 绿豆薏仁粥 p212　芡实莲子薏仁汤p235
玉米	松仁炒玉米p75　玉米红枣瘦肉粥p140　玉米鲜鱼粥p149 抗敏关东煮p171
芝麻	何首乌芝麻茶p175
紫米	莲子紫米粥p71　紫米甜饭团p231
豆腐	白果豆腐炒虾仁p95　胡桃豆腐汤p155　西红柿肉酱烩豆腐p201 四神粉煲豆腐p205
面条	润肺乌龙面p97　补脑益智家常面p156　补气人参茄红面p183

草部
芳草类

薄荷

小档案

【性味】味辛，性温，无毒。

【出产地】主产浙江、江西、云南。

【药用部分】地上全株。

功效详解

◆ 治感冒头疼，目赤，身热，咽喉、牙床肿痛等症。

◆ 外用可治神经痛、皮肤瘙痒、皮疹和湿疹等。

良品辨选

株高60厘米~100厘米，花穗呈白色，香味清淡，叶脉明显。药用以叶多而肥厚、色绿、无根、干燥、香气浓者为佳。

薄荷茎
[主治]主霍乱，宿食不消。

薄荷花
[主治]清头目，除风热。

薄荷叶
[主治]恶气心腹胀满。

家庭种植

• 可3~4月间挖取根状茎，剪成8厘米长的段段，埋入盆土中，经20天左右就能长出新株。或在5~6月剪嫩茎头扦插。

• 施肥以氮肥为主，磷钾为辅，少量多次。

• 可在小暑节气前一周和秋分至寒露间，两次采收供药用。

药膳选荐

桑菊薄荷饮

> 材料

薄荷30克，桑叶5克，菊花8克，蜂蜜适量，棉布袋1个。

> 做法

1.将薄荷、桑叶、菊花分别用棉布袋装起来，备用。

2.水烧开稍凉后，将棉布袋放入，浸泡10分钟后，加蜂蜜调味即可。

> 功效

清肝明目、祛风清热。

木部
灌木类

枸杞

小档案

【性味】味苦，性寒。

【出产地】全国各地，主产宁夏、河北。

【药用部分】枸杞子、枸杞叶。

功效详解

◆ 有降低血糖、抗脂肪肝作用，并能抗动脉粥样硬化。

◆ 治肝肾阴亏、腰膝酸软、头晕目眩、虚劳咳嗽、遗精。

良品辨选

落叶灌木。枝细长，叶卵状椭圆形。花紫色，漏斗状。浆果卵形或长圆形，深红色或橘红色。

枸杞叶

［主治］主除烦益志，补五劳七伤。

枸杞子

［主治］有壮筋骨，耐老，除风，去虚劳，补精气。

家庭种植

• 于3~4月上旬，取几根15厘米长、0.5厘米粗的健壮枝条，扎成一捆。

• 枝头向上立于沙土中，下半部以湿沙土覆盖，保持土壤湿度。

• 适合的发芽温度为18℃~25℃。果实成熟后采摘，干燥即可。

药膳选荐

红枣枸杞鸡汤

> 材料

枸杞30克，党参3根，红枣30克，鸡300克，生姜、葱、调味料。

> 做法

1.将鸡洗净后剁成块状，红枣、枸杞、党参洗净。

2.所有材料和葱、姜一起入水炖煮，加盐、酱油、胡椒粉、料酒，煮沸后转小火炖20分钟即可。

> 功效

养肝明目，补血安神。

草部
隰草类

菊花

小档案

【性味】味苦、辛，性温，有小毒。

【出产地】浙江、安徽。

【药用部分】菊花、菊叶、根。

功效详解

◆ 能镇静解热，用于感冒风热，发热头昏。

◆ 菊花、菊叶生熟皆可食，能明目，治疗冠心病、高血压。

良品辨选

分白花、滁菊、贡菊和杭菊4类。以朵大、花鲜黄或洁白、花瓣肥厚且多而紧密、气清香者佳。

菊花
［主治］调中止泻，破血。治诸风头眩肿痛。

菊叶
［主治］治恶风及风湿性关节炎。

菊根
［主治］主肝气不足。

家庭种植

• 菊花喜温，耐寒，怕水涝，但花期不能缺水。

• 可以在4~5月份扦插种植，每天光照不超过10小时，才能现蕾开花。

• 一般于霜降至立冬前采收，连茎秆割下，倒挂于通风干燥处晾干。

药膳选荐

银花白菊饮

> 材料

金银花、白菊花各10克，冰糖适量。

> 做法

1.金银花、白菊花分别洗净、沥干水分，备用。

2.水煮开后，放入金银花和白菊花，再次煮开后，转小火慢熬，至有香味，加入冰糖，搅拌均匀即可饮用。

> 功效

补肺益肾，养肝滋阴。

草部
隰草类

艾蒿

小档案

【性味】味苦，性微温，无毒。

【出产地】全国大部分地区。

【药用部分】植物全株。

功效详解

◆ 艾叶能止脓血痢，止崩血、肠痔血，止腹痛，安胎。

◆ 用苦酒作煎剂，治癣极为有效。

良品辨选

成丛状，茎直生，叶形状像蒿，呈卵状椭圆形，叶面青色而背面是白色，有茸毛，柔软厚实。

艾叶
［主治］灸百病。

艾果实
［主治］明目，疗一切鬼气。

家庭种植

• 在11月份采用根茎扦插繁殖，或在春季用种子种植，对土壤要求不高。

• 艾蒿是喜阴喜湿的植物，要避免日晒，保持土壤水分充足。

• 生长良好时，植株可达1米左右。采地上全株，干燥即可。

药膳选荐

艾叶煮鸡蛋

> 材料
艾叶10克，鸡蛋2个。

> 做法
1.将艾叶洗净，加水煮开后，慢慢熬煮直至熬出颜色。
2.稍微放凉后，再加入鸡蛋一起炖煮，待鸡蛋壳变色即可食用。

> 功效
回阳驱寒，理气止血。

蒲公英

菜部
柔滑类

小档案

【性味】味甘，性平，无毒。

【出产地】全国各地。

【药用部分】植物全株。

功效详解

◆ 有清热解毒、消肿散结及催乳作用，治疗乳腺炎。

◆ 改善湿疹，舒缓皮肤炎、关节不适、消化不良、便秘。

良品辨选

絮中有子，落地生根。其茎、叶、花、絮都像苦苣，折断后有白汁，花黄色，像单菊但更大。

蒲公英花
[主治] 能掺牙，乌须发，壮筋骨。

蒲公英叶
[主治] 治妇人乳痈肿。

＜ 家庭种植 ＞

• 蒲公英生存力顽强，最好在5月下旬播种刚采收的新种，覆0.5厘米以下沙壤；也可以挖根栽植，栽后浇足水。

• 一般"二月采花，三月采根"。

• 在植株茂盛时可以割叶片，在开花初期收花薹食用。

药膳选荐

蒲公英银花茶

> 材料

蒲公英1两，金银花（银花）1两，白糖适量。

> 做法

1.将蒲公英、金银花冲净，加清水，煮开转小火慢煮20分钟。

2.在熬煮的过程中，需定时搅拌，最后加入白糖，拌匀，渣取汁当茶饮。

> 功效

清热解毒，消肿散结。

菜部
荤辛类

茴香

小档案

【性味】味辛，性平，无毒。

【出产地】全国各地均有。

【药用部分】茴香子、茴香叶。

功效详解

◆ 除膀胱、胃部冷气，能调中止痛、开胃下食、止呕。

◆ 有抗溃疡、抗菌、镇痛、性激素样作用等。

良品辨选

全株具特殊香辛味，叶羽状分裂，表面有白粉。夏季开黄色花，复伞形花序。果椭圆形，黄绿色。

茴香子
[主治]主诸瘘、霍乱及蛇伤。

茴香叶
[主治]治干湿脚气，肾劳，腹疝。

〈 家庭种植 〉

• 茴香根系发达，喜高温强光，怕阴雨，所以应选择有一定厚度的沙土播种，播种深度在2厘米左右。

• 生长期适宜温度在15℃~20℃，需适量施用氮肥和磷肥。

• 果实由绿变黄时采摘，干燥即可。

药膳选荐

茴香拌杏仁

> 材料

杏仁50克，小茴香草200克，橄榄油1勺、鸡精、盐。

> 做法

1.将小茴香草嫩叶摘下，洗净，沥水待用；将杏仁微火炒一下，晾凉。

2.将小茴香草和杏仁放在一起，加橄榄油、鸡精和盐拌匀即可。

> 功效

温阳散寒，理气止痛。

草部
蔓草类

五味子

小档案

【性味】味酸，性温，无毒。

【出产地】东北三省、河北等地。

【药用部分】茎、叶、果实。

功效详解

- 治咳逆上气，补不足，强阴，益男子精。
- 消水肿、心腹气胀，止渴，除烦热，解酒毒。

良品辨选

红色蔓枝长2米~3米。叶尖圆像杏叶。3~4月开黄白花，7月结果，生时为青色，熟则变为红紫色。

果实
[主治] 遗精、尿频，久泻不止。

五味子茎
[主治] 治劳伤羸瘦，补不足。

五味子叶
[主治] 强阴，益男子精。

家庭种植

- 在8~9月，选择饱满的种子，用腐殖土或砂土播种。
- 刚出苗时要遮荫，长出两三片叶时，就可正常光照了。
- 生长期需要足够的水分和营养，尤其是孕蕾开花结果期。采摘成熟果实，晾干即可。

药膳选荐

参麦五味乌鸡汤

> 材料

人参片15克，麦门冬25克，五味子10克，乌骨鸡腿1只，盐。

> 做法

1.将乌骨鸡腿剁块，汆水，与人参片、麦门冬、五味子一起入锅，加水没过材料。

2.煮沸后转小火续煮30分钟，快熟前加盐调味即成。

> 功效

收敛固涩，益气生津。

菟丝子

草部 蔓草类

小档案

【性味】味辛、甘，性平，无毒。

【出产地】全国各地，以北方为主。

【药用部分】花、叶、种子。

功效详解

◆ 养肌强阴，坚筋骨，治口苦燥渴。

◆ 主治茎中寒，滑精，小便余沥不尽。

◆ 久服去面斑，悦颜色。

良品辨选

攀附其他草木生长。无叶但有花，白色微红，香气袭人。结的果实像秕豆而细，色黄。

菟丝子
[主治]续绝伤，补不足，益气力。

菟丝子花
[主治]养肌强阴，坚筋骨。

菟丝子叶
[主治]补肝脏风虚。

家庭种植

• 菟丝子和芝麻种子混合，播种深度2厘米~3厘米。

• 菟丝子会比芝麻晚出苗，幼茎为淡黄色，细如丝线，3~5天开始缠寄宿主，靠寄生营养生活。

• 生长期要给芝麻施肥。

• 菟丝子种子成熟后采收，干燥即可。

药膳选荐

菟丝子烩鳝鱼

> 材料

干地黄12克，菟丝子12克，鳝鱼250克，肉250克，竹笋、黄瓜、木耳适量，蛋清，调味品。

> 做法

1.将菟丝子、干地黄煎两次，过滤取汁。

2.鳝鱼肉切成片，加水淀粉、蛋清、盐煨好，放温油中划开，待鱼片泛起，捞出，再放入所有材料调味即可。

> 功效

补肾益精，养肝明目。

草部
隰草类

瞿麦

小档案

【性味】味苦，性寒，无毒。

【出产地】河北、四川、湖北、湖南、浙江、江苏。

【药用部分】全草入药。

功效详解

◆ 瞿麦穗治月经不通，有破血块、排脓的作用。

◆ 瞿麦叶主痔瘘并泻血，可做成汤粥食用。

◆ 通便利尿，去痈肿，明目祛翳，化瘀血。

良品辨选

又名石竹，其茎纤细有节，株高30厘米左右，花大如钱，红紫色。果实像燕麦，内有小黑子。

瞿麦穗
[主治] 主关格、各种癃闭，小便不通。

瞿麦叶
[主治] 主痔瘘并泻血，做成汤粥食用。

家庭种植

• 春、夏、秋三季都能种植，以春季为佳。

• 播种深度1厘米。

• 长到10厘米~15厘米高时，适量施用氮肥，花期保证水分。

• 半籽半花时为收割适期，割取全草，晒干即可。

药膳选荐

瞿麦排毒汁

> 材料

莲子10克，瞿麦5克，苹果50克，梨子50克，小豆苗15克，果糖1/2 大匙。

> 做法

1.莲子和瞿麦浸泡30分钟后，加水小火煮沸后，滤取药汁待凉。

2.各种材料切丁，加果糖、药汁用果汁机混合搅拌，即可饮用。

> 功效

利尿通淋，破血通经。

草部
隰草类

车前草

小档案

【性味】味甘，性寒，无毒。

【出产地】遍及全国，但以北方为多。

【药用部分】植物全株。

功效详解

◆ 具有祛痰、镇咳、平喘等作用。

◆ 主治下腹至阴囊胀痛、小便不畅或尿后疼痛。

良品辨选

叶子布地像匙面，结长穗像鼠尾。穗上的花很细密，色青微红。果实为红黑色。

〈 家庭种植 〉

• 在4月份用种子繁殖，选择较肥沃的沙质壤，播种深度1厘米左右。

• 车前喜肥，尤其在开花结籽期补充肥料，能保证籽粒饱满。

• 当种子呈褐色时收获，暴晒1~2天，然后去皮壳即可。

车前子
[主治] 能利小便，除湿痹。

车前叶
[主治] 主金疮出血，鼻出血，瘀血。

车前根
[主治] 能止烦下气。

药膳选荐

车前草红枣汤

> 材料

车前草（干）50克，红枣15颗，冰糖2小匙。

> 做法

1.沸水中放入洗净的车前草，大火改为小火，慢熬40分钟。

2.待熬出药味后，加入泡发的红枣，待其裂开后，加冰糖，搅拌均匀后，即可。

> 功效

清热利尿，凉血，解毒。

食物的五色与五味

食物的五色

食物的颜色多种多样，这里所说的五色主要指黄、红、青、黑、白五种颜色，它们分别对应人体不同的脏腑，即黄色养脾、红色养心、青色养肝、黑色养肾、白色养肺。

黄色食物 主要作用于脾，能使人心情开朗，同时可以让人精神集中。

功效详解

◆ 有些黄色食物，含有大量植物蛋白和不饱和脂肪酸，属于高蛋白低脂食物，非常适宜高血脂、高血压患者食用。

◆ 黄色食物大多富含胡萝卜素和维生素C，这两种物质有很好的营养价值，具有抗氧化、提高免疫力、护肤美容的功效。

◆ 黄色食物还含有丰富的膳食纤维，与胡萝卜素和维生素C共同发挥作用，对感冒、动脉硬化有很好的预防作用。

代表食材

| 玉米 | 菠萝 | 南瓜 | 香蕉 | 柠檬 | 木瓜 |

红色食物 能给人以醒目、兴奋的感觉，可以增强食欲，还有助于减轻疲劳。

功效详解

◆ 这类食物大多含有具抗氧化作用的类胡萝卜素，能清除自由基，抑制癌细胞形成，并提高人体的免疫力。

◆ 红色食物含有番茄红素，具有抗氧化功能，可有效地预防前列腺癌。

◆ 红色食物所含的热量较低，因此常吃能令人身体健康，体态轻盈。

代表食材

| 山楂 | 草莓 | 番茄 | 西瓜 | 樱桃 |

绿色食物 帮助人体舒缓肝胆压力，调节肝胆功能，全面调理五脏。

功效详解

◆ 绿色食物中含有丰富的维生素、矿物质和膳食纤维，可以全面调理人体健康。

◆ 有些绿色食物中含有叶黄素或玉米黄质，这些物质具有很强的抗氧化作用，能使视网膜免遭损伤，具有保护视力的作用，可预防白内障和色素性视网膜炎等眼部疾病。

代表食材

菠菜　　生菜　　豌豆　　芹菜　　猕猴桃　　芦笋　　苦瓜

黑色食物 大多具有补肾、利尿消水、养血补血的功效。

功效详解

◆ 通常黑色食物富含氨基酸和矿物质，有补肾、养血、润肤的作用。

◆ 黑色食物中还含有微量元素、维生素和亚油酸等营养物质，可以防治便秘、提高免疫力、美容养颜、抗衰老。

◆ 一些黑色水果中还含有能消除眼睛疲劳的原花青素，这种物质青素，可以增强血管弹性，清除胆固醇，是预防癌症和动脉硬化的有效成分。

代表食材

黑豆　　桑葚　　葡萄　　黑木耳　　香菇　　黑芝麻

白色食物 具有防燥滋阴、润肺祛痰的功效。

功效详解

◆ 这类食物多富含碳水化合物、蛋白质和维生素等营养成分，可为人体提供热能。

◆ 白色食物一般性味甘平，四季都可食用，禁忌较少，尤其适合用于平补。

◆ 一些白色食物具有安定情绪的作用，同时有益于防治高血压、预防高血脂。

代表食材

梨　　冬瓜　　白菜　　白萝卜　　茭白　　莲子

食物的五味

食物的五味是指酸、苦、甘、辛、咸五种味道。中医认为不同味道的食物有着不同的功效，同时它们分别作用于人体不同的脏腑，即酸入肝，苦入心，甘入脾，辛入肺，咸入肾。

酸味食物

功效详解

酸味食物有生津养阴、收敛止汗、开胃助消化的功效。适宜胃酸不足、皮肤干燥的人食用。酸味还能增强肝脏功能，提高身体钙、磷等矿物质的吸收。

代表食材

橙子、李子、番茄、柠檬、草莓、葡萄、山楂、菠萝、芒果、猕猴桃等。

禁忌

食用过多会使皮肤无光泽，引起胃肠道痉挛，甚至消化功能紊乱。

苦味食物

功效详解

一般能清热泻火、燥湿通便，适用于有热结便秘、热盛心烦等症的人。苦味的食物还有利尿的作用。适合潮湿的夏季食用，降火。能够清热、降火。

代表食材

生菜、苦瓜、莴苣、西兰花、白果、杏仁等。

禁忌

不能过多食用，否则容易引起消化不良。

甘味食物

功效详解

有滋养、补虚、止痛的功效，可健脾生肌，强健身体，能解除肌肉紧张，解除疲劳。甜食还能中和食物中毒性的东西，具有解毒的功能。

代表食材

大部分谷物和豆类、花生、白菜、南瓜、胡萝卜、红薯、甜瓜、荔枝、香蕉、大枣等。

禁忌

糖尿病患者要少食或不食。

辛味食物

功效详解

辛味具有舒筋活血、发散风寒的功效，能促进新陈代谢和血液循环。辛味食物能增强消化液的分泌，有助于增进食欲、促进消化。

代表食材

茴香、辣椒、胡椒、生姜、葱、蒜等。

禁忌

过多食用会损耗元气，伤及津液，导致上火。

咸味食物

功效详解

咸味有润肠通便、消肿解毒的功效。有些咸味食物含碘及无机盐类，可补充身体里的矿物质，消除水肿。补肾强身的功效。

代表食材

海带、海参、甲鱼、鱼类、蛤蜊、海藻等。

禁忌

若过多食用则会导致高血压、血液凝滞等症状。

药膳材料的保存与使用

药膳材料的保存

- 药膳材料一般都应放置在阴凉、干燥、通风处为佳。

- 需要长时间保存的药材，最好放在密闭容器内或袋子里，或者冷藏。

- 药材都有一定的保质期，任何药材都不宜放太长时间。生虫或发霉的药材，不可再继续使用。

- 如果买回来的药材上有残留物，可以在使用前用清水浸泡半小时，再用清水冲洗之后，才可入锅。

- 药材受潮后，要放在太阳下，将水分晒干，或用干炒的方法将多余水分去除。

药膳材料的使用

药膳的制作除了要遵循相关医学理论，要符合食材、药材的宜忌搭配之外，还有一定的窍门，这样可以让药膳吃起来更像美食。

1. 适当添加一些甘味的药材：因为具有甘味的药材既有不错的药性，又可以增加菜肴的甜味，这样就会使药膳的整体味道更好。

2. 用调味料降低药味：人们日常生活中所用的糖、酒、油、盐、酱、醋等均属药膳的配料，利用这些调味料可以有效降低药味。如果是炒菜，还可以加入一些味道稍重的调味料。

3. 将药材熬汁使用：这样可以使药性变得温和，又不失药效，还可以降低药味，可谓"一举三得"。

4. 药材分量要适中：切忌做药膳时用的药材分量与熬药相同，这样会使药膳药味过重，影响菜品的味道。

5. 药材装入布袋使用：这样可以防止药材附着在食物上，既减少了苦味，还维持了菜肴的外观和颜色。

除了以上一些诀窍，还要注意药膳的配料一般因人而异，要根据就餐者不同的生理状况配以不同的药材，以达到健身强体、治病疗伤的功用。中药与食物相配，使"良药苦口"变为"良药可口"。

特别提醒

如果不小心吃了与体质不符的药膳，要立即停止饮用、食用，要多喝开水，帮助代谢、加速排尿，或者选择与药膳寒热性质相反的食物来缓解不适的症状，但如果身体不适的症状很激烈，则需立刻就医。

药膳的烹饪方法

炖

炖是将药物和食物一起放入锅中，加适量水，用武火烧沸（如果烹饪肉类还要去浮沫），再用文火慢慢炖烂而制成的。

时间	火候	器具
20~40分钟	文火	砂锅

特点： 以吃汤为主，汤色澄清爽口，原料烂熟易入味，滋味鲜浓，香气醇厚。

烹饪要领： 隔水炖是将原料装入容器内，置于锅中或盆中加汤水，用开水或蒸汽加热炖制。不隔水炖是将原料直接放入锅内，加入汤水炖制而成。

焖

焖菜是先将原料放入烧至六七成热的油中，油炝之后，再加入药物、调料和汤汁，盖上锅盖，用文火焖至熟烂。

时间	火候	器具
20~40分钟	文火	砂锅

特点： 食品的特点是酥烂、汁浓、味厚，口感以柔软酥嫩为主要特色。

烹饪要领： 加入汤汁后要用文火慢炖；在原料酥软入味后，要保持少量味汁保持滑嫩的口感。

煨

煨是把药物与焯烫过的原料放在锅里，加入汤汁、调料，武火烧开后置于文火上，进行煨制而成。

时间	火候	器具
30~90分钟	武火→文火	瓦罐、砂锅

特点： 属于半汤菜，火力最小，加热时间最长的烹饪方法之一。以酥软为主，不需要勾芡。

烹饪要领： 原料可切成大块或整料，煨前不腌渍，肉类开水焯烫撇净浮沫即可。注意水面保持微沸而不沸腾。

蒸

蒸菜是把药膳的原料用调料拌好，或做成包子，或卷馅料等，装入碗或盘中，置蒸笼内，武火改文火，用蒸气蒸熟。

时间	火候	器具
30~90分钟	武火→文火	瓦罐、砂锅

特点： 营养成分不受破坏，香味不流失；菜肴的形状完整，质地细嫩，口感软滑。

烹饪要领： 不易熟的菜肴应放在上面，这样利于菜肴熟透；一定要在锅内水沸后再放入原料；停火后不要马上出锅，再用余温虚蒸一会更好。

煮

煮是将药物与食物放在锅内，加入水和调料，置武火上烧沸，再用文火保持锅内温度，直到食材煮熟。

时间	火候	器具
30~90分钟	武火→文火	瓦罐、砂锅

特点： 菜肴多以鲜嫩为主，也有软嫩和酥嫩的，带有一定汤液，属于半汤菜，口味以鲜香为主，浓汤则滋味浓厚。

烹饪要领： 煮的时间比炖的时间短，为防止原料过度软散失味，一般先用旺火烧开，再改用中等火力加热。

炒 此类药膳是先用武火将锅烧干烧热，再加油，油烧热后再下药膳原料，翻炒加热至原料熟。

时间 5~10分钟　火候 武火　器具 砂锅

特点：因为加热时间短，在很大程度上保持了原料的营养成分不被破坏，对原料的味道和口感保持较好。

烹饪要领：原材料以质地细嫩，无筋骨为宜；要求火旺、油热，动作要迅速；一般不用淀粉勾芡。

熘 将原料用调料腌制入味，经油、水或蒸汽加工至熟后，再淋上调制好的卤汁或将加工过的原料投入卤汁中翻拌成菜。

时间 5~10分钟　火候 武火→中火　器具 砂锅

特点：滑熘以洁白滑嫩，口味咸鲜为主；软熘口味上有咸鲜味的，也有微酸或兼具辣味的。

烹饪要领：掌握好煮或蒸的火候，一般以断生为好，时间过短不熟，过火则失去软嫩的特点。

卤 此类药膳是将原料焯熟后，放入卤汁中，用中火缓慢加热，使其渗透卤汁，烹至原料入味而制成的。

时间 15~25分钟　火候 中火　器具 瓦罐、砂锅

特点：口感最丰富，可软可脆，香味浓重，润而不腻，是佐酒的上乘菜肴。

烹饪要领：卤汁不宜事先熬煮，应现配制现使用；香料、食盐、酱油的用量要适当，避免味道或颜色过重，影响卤菜的口味和色泽。

烧 此类药膳是将食物经煸、煎等方法处理后，再调味、调色，然后加入药物、汤汁和适量水，用武火煮沸，文火焖至卤汁稠浓。

时间 20~40分钟　火候 中火、小火→武火　器具 砂锅

特点：勾芡或不勾芡，菜品饱满光亮，入口软糯，食材充分入味，香味浓郁。

烹饪要领：原料经过油炸煎炒或蒸煮等熟处理；火力以小火为主，加热时间的长短根据原料而定；汤汁一般为原料的1/4左右；烧制菜肴将熟时转旺火。

炸 此类药膳是将药膳原料裹糊或者经调味汁腌制，或者制成丸子等，放入油锅中炸熟而成的。

时间 5~10分钟　火候 武火→中火　器具 铁锅

特点：水分含量低，香味浓郁，口感酥脆；软炸则口感酥软，或者外焦里嫩。

烹饪要领：油炸时油温不宜过高，防止焦糊；软炸要热油下锅，断生即出锅；干炸是在油六七成热就下锅慢慢炸熟。

女性药膳的选用

女性荷尔蒙分泌最旺盛、经历最充沛的年龄段为 20 ～ 35 岁。超过这一年龄段，就开始进入逐步老化的阶段，身体开始出现各种各样老化和衰竭的症状。

·35～45岁·

气血两虚——疲劳难耐

虽然35～45岁仍可生育，但一过35岁，月经周期和经血量等就会逐渐发生变化，荷尔蒙平衡被打破。此外，这一时期生育、育儿及工作等造成的体力消耗，易导致荷尔蒙失调、情绪不稳等问题。还会自我感觉发冷、彻夜难眠，清晨起床后仍然感觉疲劳难耐。

药膳选用原则

中医学将这一年龄段看做气血开始衰弱的气血两虚时期。这一年龄段女性的食物养生应积极摄取不使身体发冷的平性及温性食物，应选择食用补气、养血的药膳。

推荐食材

草莓　　番茄　　乌鸡

推荐药材

当归　　川芎　　桂圆

·45～59岁·

阴虚、气滞、瘀血——"为更年期综合征而烦恼"

闭经的前后10年为更年期，这一时期要经历从生育期过渡到非生育期的诸多重大变化。这一时期，伴随着女性荷尔蒙的减少，易出现更年期特有的症状，如面部燥红、下半身发冷、焦躁不安、头痛腰痛等。

药膳选用原则

应多摄取有助于血运行的食材和药材。气的运行瘀滞，易导致焦躁忧虑等心理不调症状，有助气运行的食材也要积极摄取。

推荐食材

黑豆　　西兰花　　莲藕

推荐药材

益母草　　党参　　红花

·60岁以后·

脾肾气虚、瘀血、痰湿——"出现各种老化现象"

一过60岁，各种老化现象就显现出来：皮肤上皱纹、老年斑明显，骨质变脆，腰膝疼痛，易尿频或夜间多尿，记忆力低下。身体各个器官都在衰退，容易受到老年痴呆、肾脏疾病等退化性疾病的侵袭。这个年龄段还易患动脉硬化等心血管疾病。

药膳选用原则

此时脾肾的气运行机能下降，体内血与津液的运行不畅导致血瘀滞，容易形成瘀血和痰湿体质。应该选择具有祛痰化湿、活血化瘀功效的材料制作药膳。

推荐食材

红枣　　香蕉　　黑木耳

推荐药材

银耳　　阿胶　　白芍

男性的老化是从40岁开始的，一旦进入40岁，男性身体的老化会迅速推进，就像流水一样，一泻向下。身体各种机能的老化伴随着气虚、肾虚而出现。

气血两虚——"自我感觉精力减退"

40~55岁的男性已过盛年，到开始出现身体衰老的年龄了。会突然变得易疲劳，脱发、白发问题明显，自我感觉精力减退。易患高血压、糖尿病等生活习惯病，还易患癌症。

药膳选用原则

这一时期男性的突出问题就是"肾虚"。因老化造成的肾衰退，易导致气血少、易疲劳、性功能衰退等问题。因此应选取补气、养血的材料制作药膳，改善气血不足的症状。

推荐食材　　**推荐药材**

| 玉米 | 墨鱼 | 胡桃 | 黄精 | 熟地黄 | 菟丝子 |

肾虚、瘀血、气虚、气滞——"排尿及性功能衰退"

这一年龄段的男性因肾脏机能衰弱，会出现排尿障碍，越来越多的人为腰膝疼痛、前列腺肥大、阳痿等症状烦恼，开始实实在在地感到身体在老化了。还易出现抑郁、焦躁易怒等情绪变化。

药膳选用原则

此时肾功能不佳，具有调节自律神经和造血作用的肝的功能也会低下。为提高已衰弱的肾脏机能，制作药膳时应选择气血双补的食材，经常食用能起到调理养生的作用。

推荐食材　　**推荐药材**

| 香菇 | 南瓜 | 松仁 | 肉苁蓉 | 芡实 | 甘草 |

脾肾气虚、瘀血、痰湿——"疲劳乏力，易生病"

身体老化的影响愈发巨大，已经表现出明显的衰老，例如内脏机能衰退，视力、听力、记忆力低下，消化机能减退，食量小导致营养不良，体力、抵抗力弱，易患感冒、肺炎等传染性疾病。

药膳选用原则

中医学认为，补不足以平衡周身，健康才能得以维持。男性老年期易出现明显的气血不足，所以应选择适宜的补气和补血的食物，可选用烂熟易消化，并且有助于增强抵抗力的药膳。

推荐食材　　**推荐药材**

| 莲子 | 黑芝麻 | 豌豆 | 车前子 | 枸杞 | 何首乌 |

・40~55岁・　・56~69岁・　・70岁以后・

春

万物复苏的春季，身体阳气升，身心机能被激活。但"肝"，也就是自律神经若过于活跃，易引发身心不适，自律神经不调等问题。通过具有理气养血作用的食物，恢复"肝"的正常机能，是春季食物养生的基础。

药膳养生原则

春季养生一般应以补益为主，合理选用益气、利血、养阳的药膳。通常北方可采用人参、熟地、当归、黄芪等；南方适宜采用党参、云苓、白术、薏苡仁等。天气明显转暖后，则可进凉补之品，如玉竹、生地、沙参等。适宜用于春季药膳的有苍术、羊肝、白蒺藜、肉苁蓉、木瓜、菟丝子、枸杞子、牛膝等补肝益肾的药材。

夏

闷热的夏季，体内易积热，喝水过多易导致水肿。身体发懒无力、无精打采、无食欲、中暑等是夏季常见症状。选择具有清热利尿作用的食物是夏季食物养生的基础。

药膳养生原则

夏季宜进行"清补"。夏季宜选用味甘淡，性寒凉的食物，以调整身体的冷热平衡。少食不易消化的糯食，蔬菜应多吃苦瓜、丝瓜、藕、菠菜、芹菜、茄子等，少食韭菜和辣椒等容易上火的东西。

夏季制作药膳应选择清热解暑，利尿去湿的中药，藿香、半夏、紫苏、竹叶心、麦冬心、莲心、桑叶等可缓解暑热所致的心烦虚汗、疲惫之力、食欲不振等症。竹叶、荷叶、薄荷、白菊花、决明子、金银花、板蓝根、鱼腥草等都首选药材。

秋

空气干燥，植物开始枯黄的秋季，人体同样缺乏滋润，易引发干咳、哮喘、皮肤干燥等问题。因此食用具有润肤润肺、防止身体干燥的食物就十分重要。

药膳养生原则

秋季风燥盛行，风燥而伤阴，脾胃也易受其影响，故秋季药膳应以清润为主，要多吃些滋阴润燥的饮食，以防秋燥伤阴。如莴笋、白菜、番茄、冬瓜、芹菜等都非常适合秋季食用。

可以选用桑叶、桑白皮、苏叶、太子参、西洋参等药物，能够清燥益气生津；还可以配以滋阴润肺濡肠的中药，如百合、枇杷、蜂蜜、沙参、麦冬、玉竹、生地、玄参、白芍、瓜蒌仁、天花粉、甘草等；也可加一些黄芪、党参、人参、白术、莲子、大枣等补中益气的中药。

冬

寒冷的冬季，人体新陈代谢降低，阳气与养分积蓄体内。在中国，冬季被认为是养生的最佳季节。暖身，促进血行，储备元气是冬季食物养生的基础。

药膳养生原则

冬季是进补的好季节，进补要注意养阳。根据中医"虚则补之，寒则温之"的原则，冬季可以选择多吃温性、热性的食物，提高机体的耐寒能力。适合冬天食用的有狗肉、牛肉、鸡肉、龟肉、羊肉、虾肉等暖性的肉食；还有胡萝卜、葱、蒜、韭菜、芥菜、油菜、香菜等蔬菜；还有黄豆、栗子、蚕豆、红糖、糯米、松子等。

鸡肝菟丝子汤

> 材料：鸡肝100克，菟丝子15克。

> 做法：将鸡肝洗净，切成小块；菟丝子洗净，装入纱布袋内，扎紧袋口。将所有材料一起放在沙锅内，加水煮沸后再改用文火煮熬30分钟左右，捞去药袋即可。

党参粥

> 材料：党参10克，粳米100克，红糖10克。

> 做法：先将党参用温水浸泡2小时，粳米洗净。在锅内加1升左右清水，大火煮沸后，把党参与粳米一起放入锅中，煮至参烂粥稠，表面有油即可食用。

绿豆百合粥

> 材料：鲜百合100克，绿豆25克，薏苡仁50克，白糖适量。

> 做法：百合掰成瓣，用盐稍渍一遍，洗净；绿豆、薏苡仁先加水煮至半熟，再加入百合，改用文火煮，至所有材料酥烂，加白糖适量调味即可。

薏仁冬瓜汤

> 材料：薏苡仁100克，冬瓜500克，生姜、精盐、鸡精各适量。

> 做法：冬瓜去皮洗净，切成小块。锅内加水适量，放入洗净的薏苡仁，文火炖1小时。加入冬瓜块、生姜片、盐，再炖半小时，加入鸡精调味。

参竹煲老鸭

> 材料：沙参、玉竹各50克，老鸭1只，葱、姜、黄酒、盐适量。

> 做法：把老鸭和药材一起放入砂锅，加水适量，煮沸后撇去浮沫，文火炖2小时，加葱、姜、黄酒、盐等调料，旺火再煮10分钟即可。

润肺银耳羹

> 材料：银耳5克，冰糖50克。

> 做法：将银耳用温水浸泡30分钟，然后撕成片状，放入锅中加适量水，煮沸后，用文火煎熬1小时，然后加入冰糖，直至银耳炖烂为止。

当归羊肉

> 材料：当归6克，羊肉500克，红枣10枚，生姜适量。

> 做法：羊肉洗净，加少量油煸炒，加啤酒250ml左右。生姜、当归、红枣一同放入锅中，加调味料煮烂即可。

核桃炒虾仁

> 材料：虾仁250克，核桃仁50克，枸杞子20克。

> 做法：核桃仁加少许油煸熟，枸杞温水浸泡20分钟，虾仁用少许料酒、淀粉拌匀，与核桃仁一起加入锅中翻炒5分钟，调味即可。

第一章 · 疏肝理气篇

虫草瘦肉粥

杜仲寄生鸡汤　山药土茯苓煲瘦肉

木瓜炖银耳　猪脚煮花生

通草丝瓜草虾汤

天麻鸡肉饭　当归炖猪心

灵芝炖猪尾　荞麦桂圆红枣粥

党参桂圆膏　四仙莲藕汤

山药炖鸡汤　莲子茯神猪心汤

金针木耳肉片　鸡丝炒百合金针　黄芪豆芽牛肉汤

香菇鳢鱼汤　虫草瘦肉粥

牛奶炖花生　四仙莲藕汤

通草丝瓜草虾汤　猪脚煮花生　灵芝炖猪尾

木瓜炖银耳

当归炖猪心

山药炖鸡汤

疏肝理气篇
特效药材推荐

薄荷

[功效]
疏风散热，辟秽解毒。

[挑选]
以叶多而肥厚、色绿、香气浓者为佳。

[禁忌]
阴虚血燥，肝阳偏亢者忌服。

丁香

[功效]
温中理气，暖肾降逆。

[挑选]
以花蕾饱满、色棕紫而新鲜、香气浓烈、油性足者为佳。

[禁忌]
热性病及阴虚内热者忌食。

酸枣仁

[功效]
健脾镇静，安神敛汗。

[挑选]
熟时红褐色，味酸，核两端钝。

[禁忌]
患有滑泄症者慎服。

茯神

[功效]
利水消肿，安神助眠。

[挑选]
不规则块状，表皮淡灰棕色，内部粉白色，有特殊臭气。

[禁忌]
肾虚滑精者慎用。

陈皮

[功效]
消食下气，缓解胃痛。

[挑选]
外表面红棕色，内表面浅黄白色，质稍硬而脆，有香气。

[禁忌]
阴虚燥咳者慎服。

小茴香

[功效]
健胃散寒、行气止痛。

[挑选]
颗粒均匀、质地饱满、色泽黄绿、芳香浓郁者佳。

[禁忌]
有实热、虚火者不宜。

天麻

[功效]
平肝息风，祛风止痛。

[挑选]
表面淡黄色，不易折断，无空心者佳。

[禁忌]
血虚、阴虚者应慎用天麻。

金针菜

[功效]
解毒安神，消暑利尿。

[挑选]
颜色浅黄，花蕾紧长，均匀粗壮者佳。

[禁忌]
患有皮肤瘙痒症者忌食。

特效食材推荐

香菜

[功效] 消食开胃，止痛解毒。
[挑选] 枝叶茂盛、颜色鲜绿、气味芳香、带根者佳。
[禁忌] 胃溃疡、生口疮的人少食。

杨桃

[功效] 促进消化，滋养皮肤。
[挑选] 皮呈蜡质，光滑鲜艳，肉厚汁多，果味清甜，有蜜味者佳。
[禁忌] 脾胃虚寒或腹泻的人宜少食。

柠檬

[功效] 化痰止咳，生津健脾。
[挑选] 色泽鲜艳，没有疤痕的，皮较薄，捏起来比较厚实者佳。
[禁忌] 龋齿者或糖尿病患者慎食。

生姜

[功效] 解毒除臭，温中止呕。
[挑选] 颜色淡黄的，而且肉质坚挺，不酥软，姜芽鲜嫩者佳。
[禁忌] 有内热者应忌食。

木瓜

[功效] 消食驱虫，清热祛风。
[挑选] 长圆形，熟时橙黄色，果肉厚，黄色者佳。
[禁忌] 孕妇和过敏体质的人慎食。

理气止痛

对症药材
① 天花粉 ② 知母
③ 山药 ④ 土茯苓
⑤ 桑寄生 ⑥ 杜仲

对症食材
① 菠萝 ② 香菜
③ 洋葱 ④ 香菇
⑤ 西兰花 ⑥ 芦笋

◀ 杜仲

◀ 芦笋

❀ 疼痛是身体发出的警示信号，说明身体某个部位出问题了。疼痛可由疾病或气滞血瘀型体质引起，理气活血能有效缓解疼痛。

健康诊所

·病因探究 神经性头痛、偏头痛，可以由精神紧张、休息不足或中医所讲的气滞瘀血引起。有18%的人都有过头痛病情。关节疼痛主要可由关节炎、受寒湿或者长期疲劳、肌肉损伤等引起。

·症状剖析 头痛可以是单侧或双侧痛，或者跳痛、针刺痛等，有的伴有眼睛肿胀疼痛，严重者会出现脸色苍白、恶心反胃。关节痛出现红肿热痛的炎症反应，活动会受限。肌肉劳损会引发关节周围肌肉疲劳无力、酸胀疼痛等。

本草药典 · 土茯苓

功效

（性味）甘、淡，平。

（挑选）外表红褐色，内微红者佳。

（禁忌）肝肾阴虚者慎服。

→ 解毒除湿，治疗头痛

养脾胃，解除胃肠不适症状

收敛止泻，治疗腹泻效果良好

壮筋骨，缓解痉挛，帮助关节消肿

饮食宜忌

（宜）
✓ 注意增加钙的摄取，必要时可以服用药物或保健品等。
✓ 多食含硫的食物，如芦笋、鸡蛋、大蒜、洋葱等。硫参与骨骼、软骨和结缔组织的修补与重建，同时帮助钙的吸收。

（忌）
✓ 多食稻米、小麦和黑麦等食物，平时应多喝牛奶、豆浆，多食瘦肉。

保健小提示

首先要注意保暖，尤其是春秋季节，气温变化大时，要根据气温的升降而增减衣服。适当运动，但应避免出汗后着凉。尤其要保护腕、肘、肩、膝等处，避免淋浴或洗冷水澡。

○○○○

舒筋止痛+养胃抗癌

香菇旗鱼汤

◉ 材料

【药材】天花粉15克，知母10克。

【食材】旗鱼肉片150克，香菇150克，绿花椰菜75克，清水500毫升，棉布袋1个。

◉ 做法

①全部药材放入棉布袋，全部材料洗净，香菇和绿花椰菜剥成小朵备用。②清水倒入锅中，放入棉布袋和全部材料煮沸。③取出棉布袋，放入嫩姜丝和盐调味即可食用。

◉ 药膳功效

此菜品有舒筋止痛、养胃抗癌等疗效，可治疗腰腿疼痛、手足麻木、筋络不舒服等症状。

🌿 本草详解

知母味苦甘、性寒。通小肠，消痰止嗽，润心肺，补虚乏，安心止惊悸。有润肠作用，故脾虚便溏者不宜用。品质好的表面黄棕色至棕色，质硬，但易折断，断面呈黄白色。味微甜、略苦，嚼之带黏性。

理气升阳+增强体质

虫草瘦肉粥

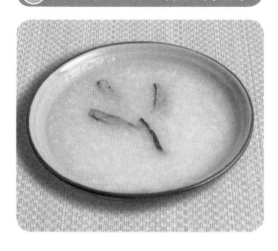

◉ 材料

【药材】冬虫夏草3钱。

【食材】瘦肉50克，白米100克，盐适量。

◉ 做法

①将瘦肉用清水洗净，氽烫去除血水，然后切成小方丁备用。②冬虫夏草用清水洗净，并用网状纱布包好。③将白米用清水淘洗干净，然后放入装着冬虫夏草的纱布包一同煮。④煮至7分熟后，再放入切好的瘦肉，煮熟后将药材包取出即可。

◉ 药膳功效

本药膳可以增强体质，对于病后体弱、头晕、食欲减退、盗汗、贫血等症状有明显疗效。冬虫夏草对提高机体免疫力有神奇的疗效，还可用于治疗阳痿、腰酸、遗精等病症。

杜仲寄生鸡汤

● 材料

【药材】 炒杜仲50克，桑寄生25克。
【食材】 鸡腿1只，盐1小匙。

● 做法

①将鸡腿剁成块，洗净，在沸水中汆烫，去除血水，备用。②将炒杜仲、桑寄生一起放入锅中，加水至盖过所有材料。③用大火煮沸，然后转为小火续煮25分钟左右，快要熟时，加盐调味即可。

● 药膳功效

此汤适用于肾虚乏力，腰腿酸痛、耳鸣心悸、头痛眩晕的患者。杜仲可以补肝肾、强筋骨，对于改善肾虚腰痛、筋骨无力、高血压等症状效果显著。

本草详解

杜仲有镇静、镇痛和利尿作用；增强机体免疫功能；有一定的强心作用；能减弱子宫的自主收缩；有较好的降压作用，能减少人体吸收胆固醇。以炒杜仲的煎剂最好。

山药土茯苓煲瘦肉

● 材料

【药材】 山药30克、土茯苓20克。
【食材】 猪瘦肉450克、盐5克。

● 做法

①山药、土茯苓洗净，沥干水分，备用。②先将猪瘦肉汆烫，去除血水，再切成小块，备用。③将适量清水放入砂锅内，加入全部材料，待大火煮沸后，改用小火煲3小时，直到药材的药性全都浸入汤汁中，然后加盐调味起锅。

● 药膳功效

本药膳具有清热解毒、除湿通络等功效，适用于治疗湿热疮毒、筋骨拘挛疼痛等症状。山药、土茯苓和肉块放入砂锅中煲时，一定要用冷水加热，这样原材料中的营养才会尽可能地释放到汤汁中。

通乳丰胸

☆ 乳房主要由结缔组织和脂肪组织构成。如果气滞瘀血就会引起泌乳不畅、乳房胀痛、乳腺增生等诸多问题。

  对症药材 对症食材

对症药材
❶ 木瓜　❷ 通草
❸ 枸杞　❹ 红枣
❺ 不留行　❻ 杏仁

◀ 木瓜

对症食材
❶ 花生　❷ 牛奶
❸ 丝瓜　❹ 草虾
❺ 红辣椒　❻ 木瓜

◀ 花生

健康诊所

病因探究 乳汁分泌不畅的原因有：乳头过小或内陷，妨碍哺乳，婴儿吸乳时困难；乳腺炎症、肿瘤及外在压迫，导致乳腺管堵塞；或因产后情绪不稳定、焦虑紧张，引起内分泌紊乱，不能正常产生乳汁。

症状剖析 乳汁分泌不畅时，可能会引起靠两腋窝附近隆起，且乳房整体肿胀疼痛。乳汁长时间无法排出，会引起炎症，低热、淋巴结肿大，严重影响产妇的健康。

本草药典 · 通草

性味 甘、淡，微寒。

挑选 表面白色，质松软，断面银白色者佳。

禁忌 孕妇慎用。

功效

· 除体内湿热，治疗乳汁稀少

通气下乳，治产后泌乳不畅

清热利尿，用于尿赤、淋病涩痛、水肿尿少

饮食宜忌

宜
✓ 可以多吃一些富含胶原蛋白的食物，如猪蹄、鸡爪之类的食品。
✓ 平时可食用木瓜，在月经来潮前食用酒酿，促进胸部发育。
✓ 多食用含蛋白质丰富的食物，补充钙质、铁和维生素E、维生素B₁。

忌
✗ 忌服小麦麸、大麦芽、内金、神曲等，否则会减少乳汁分泌。

保健小提示

当发生乳汁分泌不畅时，可以进行局部的热敷。按摩乳房和乳头，每次五分钟左右。还可以选择按摩乳根穴，在乳头正下方的乳房根部，能消除乳房肿痛和乳腺增生。

通乳美容＋和血润肠

木瓜炖银耳

材料

【药材】 白木耳100克，杏仁5克。
【食材】 木瓜1个，白糖2克。

做法

① 先将木瓜洗净，去皮切块；白木耳洗净，泡发；杏仁洗净，泡发。② 炖盅中放水，将木瓜、白木耳、杏仁一起放入炖盅，先以大火煮沸，转入小火炖制1小时～2小时。③ 炖盅中调入味精、白糖，拌匀即可。

药膳功效

此汤中银耳含有的胶质具有清胃、涤肠的作用。木瓜富含胡萝卜素，是一种天然的抗氧化剂，能有效对抗全身细胞的氧化。两者结合食用，具有强精补肾、润肺止咳、生津降火、润肠、养肾补气、和血强心、健脑提神等功效。常吃能美容护肤、延缓衰老。

本草详解

药用木瓜产于安徽宣城也称"宣木瓜"，主要用以祛湿痹，舒筋活络。而我们平时食用的木瓜也叫"番木瓜"，生吃能缓解咽喉不适，对感冒咳痰、便秘、慢性气管炎等有效；蒸熟后加蜜糖，可治肺燥咳嗽。

理气通乳＋壮腰补膝

猪脚煮花生

材料

【食材】 猪脚300克，花生仁200克，酱油2大匙、盐1小匙。
【药材】 红枣8颗。

做法

① 猪脚泡软、氽烫捞出；花生洗净，氽烫去涩。② 花生先入锅，加红枣、酱油、盐，并加水直至盖满材料，再以大火煮开，转小火慢煮30分钟。③ 加猪脚续煮30分钟。

药膳功效

花生具有补血健脾、润肺化痰、止血增乳、润肠通便的功效。本药膳把花生与补血通乳的猪蹄共煮，可养血生精、通络增乳，特别适用于产后血虚体弱、妇女产后少乳，或体虚、贫血者食用。

通利小便+消肿催乳

通草丝瓜草虾汤

● 材料

【药材】通草6克。

【食材】草虾2只，丝瓜10克，香油、葱段、蒜、盐各适量。

● 做法

①将通草，丝瓜，草虾洗干净，入锅加水煮汤。

②同时下葱、蒜、盐，用中火煮至将熟时，放入香油，煮开即可。

食材百科

丝瓜有凉血解热毒、活血脉、祛痰、除热利肠和下乳汁等妙用。女性月经不调可吃丝瓜来改善。丝瓜藤可用来治疗肺炎、急慢性气管炎及发烧。丝瓜不宜生吃，可烹食，煎汤服；或捣汁涂敷。丝瓜汁水丰富，宜现切现做，避免营养成分流失。

养血催乳+安神祛痰

牛奶炖花生

● 材料

【药材】枸杞20克，白木耳10克，红枣2颗。

【食材】花生100克，牛奶1500毫升，冰糖适量。

● 做法

①将白木耳、枸杞、花生洗净。②砂锅上火，放入牛奶，加入白木耳、枸杞、红枣、花生和冰糖同煮，花生煮烂时即成。

食材百科

花生营养丰富，蛋白质和脂肪含量很高，还含有丰富的维生素、钙和铁等。花生的叶子、花生红衣、壳、花生油等皆可药用。适用于营养不良、脾胃失调、咳嗽痰喘、乳汁缺少等症。还有促进脑细胞发育，增强记忆的功能。发霉的花生有剧毒，切不可食用。

失眠多梦

 对症药材

❶ 菊花　　❷ 灵芝
❸ 陈皮　　❹ 当归
❺ 桂圆　　❻ 酸枣仁

 对症食材

❶ 牛奶　　❷ 胡萝卜
❸ 蜂蜜　　❹ 荞麦
❺ 生姜　　❻ 金针菜

◀ 陈皮

◀ 胡萝卜

❀ 失眠，通俗地说就是睡不着，超过一月以上的睡眠障碍才能称为失眠。虽然不是严重的疾病，但对人身体和精神健康的影响却很大。

🄴 健康诊所

病因探究 失眠可由很多原因引起。比如由于睡眠环境的突然改变而不适应，睡前饮茶、喝咖啡、吸烟等不良生活习惯，或者心脏病、关节炎、肠胃病、高血压等身体疾病都可导致失眠。过量饮用茶、咖啡、可乐类饮料也会失眠。

症状剖析 失眠是指入睡所需时间超过30分钟；夜间常常醒来或早醒；总的睡眠时间少于6小时。夜晚常常做梦，醒来后能记住梦的内容。会引起疲劳感、不安、全身不适而使人无精打采、反应迟缓、头痛、记忆力不集中。

🌾 本草药典 · 天麻

性味 味甘，性平。

挑选 表面淡黄色，不易折断，无空心者佳。

禁忌 血虚、阴虚者应慎用。

功效

可治疗头痛、头晕，同时伴有记忆力减退的症状

有镇静、镇痛、抗惊厥的作用

能降低血压，减慢心率，缓解心肌缺血

增强人体免疫力

✖ 饮食宜忌

（宜）
✓ 喝参汤或服用洋参丸以及含人参的食疗菜肴宜在上午进行。

（忌）
✗ 忌食辛辣、刺激等食物，少吃油炸、油煎、油腻食品。
✗ 晚饭不宜吃得过饱，以免影响胃肠功能，导致失眠。
✗ 临睡前不宜饮浓茶、咖啡及其他兴奋性饮料。

🧑‍⚕️ 保健小提示

睡前用热水泡脚能改善失眠，或者用手掌快速连搓脚底涌泉穴，直到脚底发热，换另一侧按摩。还可做全身按摩，从搓双耳、挠头皮、叩齿做起，然后双手交替按摩胸、腹部，各100次。

健脑强身+镇静安眠

天麻鸡肉饭

◉ 材料

【药材】天麻5克。

【食材】蓬莱米100克，鸡肉25克，竹笋、胡萝卜各50克。

◉ 做法

①将鸡肉、竹笋、胡萝卜切成粒。②将蓬莱米、天麻、鸡肉、竹笋、胡萝卜洗净放入有水的砂锅内。③以小火煨煮，煮成稠饭即可。

食材百科

　　蓬莱米又称"圆粒米"，外形短而粗，呈椭圆形，色泽白润光滑，糯性强。用它煮出的稀饭味道香甜；还可以用来制作米糕，黏糯可口；它还是制作啤酒、米酒、黄酒、清酒的上乘原料。

◉ 药膳功效

　　本药膳有健脑强身、镇静安眠的功效，可治疗顽固性失眠、头晕、眼花、多梦等病症。天麻可治晕眩眼黑、头风头痛、肢体麻木等病症。

安神活血+润肠通便

当归炖猪心

◉ 材料

【药材】党参20克，当归15克。

【食材】新鲜猪心1个，葱、姜、蒜、盐、料酒各适量。

◉ 做法

①将猪心剖开，洗净，将猪心里的血水、血块去除干净。②将党参、当归洗净，再一起放入猪心内，可用竹签固定。③在猪心上再铺上葱、姜、蒜、料酒，再将猪心放入锅中，隔水炖熟，去除药渣，再加盐调味即可。

◉ 药膳功效

　　本药膳具有安神定惊、养心补血的功效，可用于治疗心虚失眠、惊悸、自汗、精神恍惚等症。猪心是补益食品，常用于心神异常的疾病，即使多炖数次，也有功效。党参能补气健脾，还可调理四肢困倦、短气乏力、食欲不振、大便溏软等症。

灵芝炖猪尾

材料

【药材】灵芝5克，陈皮3克。

【食材】猪尾1条，鸡200克，猪瘦肉50克，鸡汤1000毫升，生姜、葱、料酒、白糖、食盐各适量。

做法

①将猪尾洗净剁成段；猪瘦肉切成块；鸡切块；灵芝洗净切成细丝。②锅中加水，放入猪尾段、猪肉、鸡块汆烫去除血水。③将鸡汤倒入锅内，煮沸后加入猪尾、瘦肉、鸡块、灵芝，炖熟后加调味料即可。

药膳功效

本道药膳具有补气养心、安神、安眠和美颜等功效，适宜中年妇女长期食用。猪尾能补肝肾，强腰膝，其胶质丰富，含钙较多，常服可治产后妇女的腰酸背痛及风湿腰痛。

本草详解

灵芝又称"神芝"，能镇静安神，对神经衰弱、失眠效果很好。可单用研末，温水送服，或与当归、白芍、酸枣仁、柏子仁、龙眼肉等同用，效果更佳。品质好的灵芝菌盖近圆形，皮壳坚硬，红褐色或者紫黑色，有光泽，有环状或辐射棱纹，菌肉白色至淡棕色。

健脾补血+安神助眠

荞麦桂圆红枣粥

材料

【药材】桂圆50克，红枣30克。
【食材】荞麦100克，白糖30克。

做法

①荞麦洗净，泡发；桂圆去壳备用；红枣洗净、盛碗泡发。②将砂锅洗净，锅中放水烧开，放入荞麦、桂圆、红枣，先用大火煮开，转小火煲40分钟。③起锅前调入白糖，也可用砂糖替代，搅拌均匀即可食用。

药膳功效

本药膳具有良好的滋养补益作用。可用于心脾虚损、气血不足所致的失眠、健忘、惊悸、眩晕等症。特别对于耗伤心脾气血的人，更为有效。另外，荞麦还有健脾益气、开胃宽肠、消食化滞的功效。

本草详解

荞麦俗称"净肠草"，能降低血脂、软化血管、保护视力、抗血栓、降血糖。还具有抗菌、消炎、止咳平喘、祛痰的作用。可以做成扒糕或面条，佐以麻酱或羊肉汤。但多吃会消化不良，不宜脾胃虚寒的人食用。

补中益肺+补血助眠

党参桂圆膏

材料

【药材】党参250克，沙参125克。
【食材】桂圆肉120克，蜂蜜适量。

做法

①以适量水浸泡党参、沙参、桂圆肉，然后加热、熬熟。②每20分钟取煎液一次，加水再煮，共取煎液3次，最后需合并煎液，再以小火煎熬浓缩。③至黏稠如膏时，加蜂蜜，煮沸停火，待冷却装瓶，平时服用。

药膳功效

本药膳可以滋补强体，补心安神，养血壮阳，益脾开胃。其中桂圆可以治疗神经衰弱、更年期女性失眠健忘、心烦出汗等症状；党参可以治虚劳内伤、肠胃中冷、滑泻久痢、气喘烦渴、发热自汗等症状。

焦虑烦躁

❈ 焦虑是对某些情境或事情产生的一种担忧、紧张、不安、恐惧、不愉快的综合情绪体验。

对症药材

❶百合　❷白术
❸党参　❹茯苓
❺准山　❻甘草

◀百合

对症食材

❶薏仁　❷莲藕
❸松子　❹香蕉
❺猪心　❻红枣

莲藕▶

健康诊所

·病因探究· 产生焦虑症的主要原因有：生理方面的原因，比如受遗传或疾病的影响；心理因素，比如心理素质、社会认知等；社会因素，如居住空间拥挤、工作压力过大等都会导致焦虑烦躁。

·症状剖析· 表现为坐立不安，忧心忡忡，常伴有头疼、头昏、心慌气短、易出汗、口干、尿频等躯体不适。若长期处于焦虑、紧张、愤闷不平的状态，可引发高血压、冠心病、支气管哮喘、胃溃疡等疾病。

本草药典

金针菜

功效

（性味）味苦甘，性温。

（挑选）颜色浅黄或金黄，质地新鲜，紧长均匀粗壮。

（禁忌）患有皮肤瘙痒者忌食。

治肺热咳嗽、腮腺炎、咽喉肿痛

明目、安神，治疗心悸烦闷、失眠多梦

能增强皮肤的弹性，减少皱纹

抗菌、消炎解毒，增强机体免疫功能

饮食宜忌

（宜）
✓ 增加饮食中蔬菜的比例，最好达到50%以上。尤其是绿叶蔬菜能刺激大脑产生快乐感。
✓ 多吃鱼和坚果，其中的脂肪酸有助于缓解焦虑和沮丧情绪，鲑鱼、亚麻籽油、坚果和鸡蛋都是很好的选择。

（忌）
✗ 避免咖啡、可乐等兴奋性的饮料，远离糖、白面粉制品、腌肉、辛辣刺激的调味料。

保健小提示

　　好好休息是赶走焦虑的好办法。还要多做运动，运动时，人的身体里会产生使人精神放松和愉悦的物质，能让人变得乐观起来。还可以听听节奏舒缓的音乐，泡泡热水澡，按摩太阳穴。

益气清肺+宁心安神

党参茯苓粥

材料

【药材】 白术、党参、茯苓各3钱，甘草1钱。

【食材】 红枣3颗，薏仁（或胚芽米）适量。

做法

①将红枣、薏仁洗净；红枣去核，备用。②将白术、党参、茯苓、甘草用清水洗净，加入4碗水煮沸后，再转以慢火煎成2碗，滤取出药汁。③在煮好的药汁中加入薏仁或胚芽米、红枣，以大火烧开，再转入小火熬煮成粥，加入适当的调味料即可。

药膳功效

本药膳可益气、和胃、生津，治疗脾胃虚弱、气血两亏。适用于消瘦、食欲不振、病后身体虚弱等症。茯苓性味甘淡平，具有渗湿利水，健脾和胃，宁心安神的功效。

润肺安神 + 益脾和胃

四仙莲藕汤

材料

【药材】 百合、红枣、茯苓、淮山各4两。

【食材】 莲藕片100克，冰糖2大匙。

做法

①将所有的材料用清水洗净，红枣泡发。②砂锅洗净置于火上，加入所有药材，以大火煮开，再转入小火，滤取药汁。加适量的水烧开，倒入药汁和莲藕片，以中火煮30分钟，直到藕片变软。③待所有的材料煮软后，加入冰糖，再煮大约一刻钟，用勺子调匀即可。

药膳功效

本药膳中的茯苓、莲藕具有益脾安神、益胃健脾、养血补益的功效。此外，莲藕有一定健脾止泻作用，能增进食欲，促进消化，开胃健中，有益于胃纳不佳、食欲不振者恢复健康。

莲子茯神猪心汤

● 材料

【药材】莲子200克，茯神25克。
【食材】猪心1个，葱2株，盐2小匙。

● 做法

①猪心汆烫去除血水，捞起，再放入清水中处理干净。②莲子（去心）、茯神冲净，入锅，然后加4碗水熬汤，以大火煮开后，转小火约煮20分钟。③猪心切片，放入熬好的汤中，煮滚后加葱段、盐即可起锅。

● 药膳功效

猪心含有蛋白质、脂肪及多种维生素、矿物质，能维护神经系统、消化功能，对预防抑郁症，治疗神经衰弱有一定效果。加上莲子和茯神都具有宁心安神、稳定情绪的作用，故此汤是养心安神的佳品。

本草详解

茯神是茯苓制成的中药，是茯苓抱松根生长的部分。以开心益智、安心养神的功效为主，用于治疗失眠、健忘、心虚惊悸、小便不利等。相比较而言，茯苓更侧重于利尿消水，而茯神的安神效果更好。

滋阴定神+强心补脑

金针木耳肉片

材料

【药材】 金针干100克，黑木耳1朵。

【食材】 猪肉片200克，青江菜1根，盐2小匙。

做法

①金针去硬梗打结，以清水泡软，捞起，沥干。②黑木耳洗净，泡发至软，切粗丝；青江菜洗净切段。③煮锅中加1碗水煮沸后，放入金针、黑木耳、肉片，待肉片将熟，再加入青江菜，加盐调味，待水再沸腾一次即成。

药膳功效

黑木耳中的维生素K，可以预防血栓的发生，防治动脉粥样硬化和冠心病。含有抗癌活性物质，经常食用能增强机体免疫力。不宜与田螺同吃，痔疮患者不能与野鸡一起食用，否则易诱发痔疮出血。

增强抵抗力+缓解紧张

鸡丝炒百合金针

材料

【药材】 新鲜百合1粒，新鲜金针花200克。

【食材】 鸡胸肉200克，盐1小匙、黑胡椒末少许。

做法

①鸡胸肉洗净，去除血水，切丝备用。百合剥瓣，处理干净，去除老边和芯。②金针花去除蒂洗净，放入开水中烫一下，捞起备用。③油锅加热，陆续下鸡丝、金针、百合、调味料、适量水一起翻炒，炒至百合呈半透明状即可。

药膳功效

这道菜可以增强机体抵抗力，改善精神紧张、焦虑的症状，还能够维护神经系统和脑机能的正常运作，减轻偏头痛。

本草详解

黑胡椒可治疗便秘、腹泻、消化不良、恶心反胃、脘腹冷痛、失眠、关节痛、口臭等。胃寒胃痛时，取黑胡椒10粒、大枣3颗、甜杏仁5个，研碎，温开水调服，每日1次，疗效很好。

养肝护胆

对症药材

❶ 山药　❷ 生姜
❸ 芝麻　❹ 鸡内金
❺ 黄芪

◀ 黄芪

对症食材

❶ 黄鳝　❷ 鸡肉
❸ 河鳗　❹ 海带
❺ 黄豆芽　❻ 胡萝卜

◀ 鳝鱼

❀肝脏是人体重要的消化和代谢器官，能够分泌胆汁，代谢脂肪和糖类等物质。饮酒、饮食不节制等会导致脂肪肝、酒精肝等疾病。

健康诊所

病因探究 正常情况下，肝脏内脂肪占肝脏重量的5%，如果超过5%就是脂肪肝。已知肥胖、过量饮酒、糖尿病是脂肪肝的三大主要病因。此外，高脂饮食、慢性肝病、营养缺乏、妊娠也可以引起脂肪肝。

症状剖析 大多数轻度脂肪肝患者没有明显症状，仅有轻微的疲倦感。而中度或者重度脂肪肝患者会出现疲倦乏力、食欲不振、恶心、呕吐、体重减轻、肝区或右上腹隐痛等。

本草药典

芝麻

性味 苦，温。

挑选 颗粒饱满，表皮有光泽，有香味。

禁忌 患有慢性肠炎、便溏腹泻者忌食。

功效

可使皮肤白皙润泽，防止皮肤炎症

含有亚油酸，有调节胆固醇的作用

益血增乳，用于产后血虚，乳汁不足

润肠通便，帮助身体排毒

饮食宜忌

宜
✓ 平时饮食注意清淡，保持低糖和低脂肪。
✓ 应补充适量蛋白，适宜吃高蛋白质的瘦肉、河鱼、豆制品等。
✓ 多吃新鲜蔬菜和瓜果等富含纤维素的食物，限制热量的摄入。

忌
✗ 不吃或少吃动物性脂肪、甜食，睡前不加餐，不可吃得过饱。

保健小提示

　　目前许多年轻人患脂肪肝是由盲目减肥引起的。过分的节食会使肝脏代谢压力增加，损伤肝细胞，导致脂肪肝。如果一个月体重下降1/10或以上，患脂肪肝的可能性非常大。

健脾补肺+益肾护肝

山药炖鸡汤

◎ 材料

【药材】 山药250克。

【食材】 胡萝卜1根，鸡腿1只，盐5克。

◎ 做法

①山药削皮，洗净，切块；胡萝卜削皮，冲净，切块；鸡腿剁块，放入沸水中滚烫，捞出冲净。②鸡肉、胡萝卜先下锅，加水至盖过材料，以大火煮开后转小火慢炖15分钟。③加入山药转大火煮沸，转小火续煮10分钟，加盐调味即可。

◎ 药膳功效

此汤具有健脾、益肠胃、补肺益肾、补虚祛邪等功效，适用于治疗脾虚腹泻、久痢、虚劳咳嗽、遗精带下、尿频等症，但不可多吃，因它能引发旧病。更重要的是，山药鸡汤还具有美容的功效，爱美的女性不妨试试。

益气补血+护肝明目

黄芪豆芽牛肉汤

◎ 材料

【药材】 黄芪3钱。

【食材】 牛肉600克，黄豆芽200克，胡萝卜1根，盐2小匙。

◎ 做法

①牛肉洗净切块，汆烫后捞起。胡萝卜削皮、洗净、切块；黄豆芽掐去根须、冲净。②将以上备好的材料和黄芪及8碗水一起炖煮，煮沸后转小火炖约50分钟，加盐调味即成。

◎ 药膳功效

此汤清甜滋补，有祛湿开胃，护肝、明目、除痰健肺等温和清凉的功效，特别适宜身体瘦弱者食用。黄豆芽具有清热明目、补气养血、防止牙龈出血和心血管硬化及低胆固醇等功效。患黄疸的人可以多食黄豆和金针菜。

第二章·健脾益胃篇

白果莲子乌鸡汤

双枣莲藕炖排骨　四神沙参猪肚汤

消脂金橘茶　杨桃紫苏梅甜汤

清心莲子田鸡汤　草莓小虾球

莲子紫米粥　柠檬蜂蜜汁

土茯苓鳝鱼汤

丁香多味鸡腿　莲子红枣糯米粥

车前草猪肚汤　人参蜂蜜粥

红枣柏子小米粥

松仁炒玉米　无花果木耳猪肠汤　雪梨豌豆炒百合

山楂牛肉荸荠盅　人参红枣粥

清心莲子田鸡汤　莲子红枣糯米粥　无花果木耳猪肠汤

杨桃紫苏梅甜汤

车前草猪肚汤

松仁炒玉米

健脾益胃篇
特效药材推荐

山楂

[功效]
消食健胃，活血化瘀。

[挑选]
果实饱满，色泽深红鲜艳，无虫蛀者为佳。

[禁忌]
胃酸分泌过多者忌食。

芦根

[功效]
除烦止渴，清胃止呕。

[挑选]
干品以条粗壮、无须根、黄白色、有光泽、质嫩者为佳。

[禁忌]
脾胃虚寒者慎服。

红枣

[功效]
养胃止咳，益气生津。

[挑选]
枣皮色紫红有光泽，颗粒大而均匀，皱纹浅。

[禁忌]
糖尿病患者少食。

白扁豆

[功效]
健脾化湿，利尿消肿。

[挑选]
以色泽光亮、颜色白中带绿，颗粒饱满者佳。

[禁忌]
腹部胀气者忌食。

麦门冬

[功效]
养阴润肺，益胃生津。

[挑选]
表面黄白色，呈油润半透明状，质坚硬而脆者佳。

[禁忌]
虚寒泄泻及风寒致嗽者忌服。

淮山

[功效]
补中益气、健脾生血。

[挑选]
直径2厘米~4厘米。表面呈淡黄白色，断面呈粉质者佳。

[禁忌]
感冒、温热、肠胃积滞者忌用。

柏子仁

[功效]
养心安神，润肠通便。

[挑选]
质软油润，断面黄白色，气微香，有油腻感。

[禁忌]
大便滑泄，胃虚欲吐者禁用。

鸡内金

[功效]
消积化食，益胃止呕。

[挑选]
薄而半透明，质脆，易碎，断面有光泽者佳。

[禁忌]
无特殊禁忌。

特效食材推荐

草莓

[功效] 润肺生津，健脾消暑。
[挑选] 以色泽鲜亮、颗粒大、香味浓郁、蒂头带有鲜绿叶片者佳。
[禁忌] 尿路结石者不宜多食。

香菇

[功效] 益智安神，健脾利胃。
[挑选] 以香味纯正，伞背呈白色或淡黄色为佳。
[禁忌] 皮肤瘙痒症患者忌食。

南瓜

[功效] 补中益气，降糖止渴。
[挑选] 皮深绿色、果肉深黄色、肉厚、鲜嫩不干燥者佳。
[禁忌] 胃热炽盛者少吃。

胡萝卜

[功效] 益肝明目，利膈宽肠。
[挑选] 形状直顺，肉质和心柱均呈橘红色，且心柱细者佳。
[禁忌] 胡萝卜不能与酒同食。

青椒

[功效] 温中散寒，开胃消食。
[挑选] 外形饱满、色泽浅绿、有光泽、气味微辣略甜者佳。
[禁忌] 阴虚火旺者慎食。

食欲不振

疏肝理气篇
健脾益胃篇
润肺止咳篇
滋补养肾篇
补血护心篇
美容养颜篇
女性护理篇
青壮养生篇
本页阅读篇

对症药材
❶沙参　❷莲子
❸山药　❹茯苓
❺黑枣　❻红枣

◀莲子

对症食材
❶莲藕　❷排骨
❸猪肚　❹柠檬
❺酸梅　❻山楂

◀山楂

❀ 食欲不振，通俗地说就是不想吃东西。多发生在夏季，可能由精神因素或身体疾病造成。

健康诊所

·病因探究 食欲不振是指进食的欲望降低。常见于脾胃虚弱的小孩和老人、工作压力较大的白领，可由肠胃疾病等身体原因引起。精神紧张、运动过量、抑郁等因素也是最常见的诱因。

·症状剖析 食欲减退表现为对食物的欲望下降，到了就餐时间也不想吃东西，还表现为进食量减小，饥饿感减弱等。生理上出现肠胃蠕动减慢，消化液分泌减少。

本草药典 · 芦根

性味 味甘，性寒。

挑选 质轻柔韧、无须者为佳。

禁忌 脾胃虚寒者慎服。

功效

鲜芦根具有提高免疫力的功效

能清热生津、止渴除烦、止呕解毒

可用于热病烦渴、肺炎、气管炎等疾病

解热、降压、镇静、泻胃火

饮食宜忌

宜
✓ 可用具有香味、辣味、酸味的食物，来刺激胃液的分泌，增进食欲。

忌
✗ 食欲不振，容易反酸烧心的人一定要禁烟、酒、咖啡、茶、生冷、辛辣食物。

✗ 少吃含淀粉多的食物，如土豆、芋头、粉丝、粉条、红薯、凉粉等。

✗ 改掉吃零食的坏习惯，定时进餐，不吃过于坚硬或者不容易消化的食物。

保健小提示

食欲不振时，可以多做一些运动，让身体消耗一些能量，调动新陈代谢和肠胃蠕动，而促进食欲。或者选择按摩外膝眼下3寸的足三里穴，对胃肠虚弱、胃肠功能低下、食欲不振有很好的疗效。

(ii) 清热凉血+开胃消食

双枣莲藕炖排骨

(ii) 材料

【药材】 红枣、黑枣各10颗。

【食材】 莲藕2节（约600克），排骨250克、盐2小匙。

(ii) 做法

①排骨洗净，在沸水中汆烫一下，去除血水。②将莲藕冲洗一下，削皮，再切成块；红枣、黑枣洗净，去掉核，备用。③将所有的材料放入煮锅中，加适量的清水至盖过所有的材料（约6碗水左右），煮沸后转小火，炖40分钟左右快起锅前加入盐调味即可。

(ii) 药膳功效

本药膳的主要功效是健胃消食。莲藕具有清热凉血、散瘀止泻、健脾生肌、开胃消食等功效，可用于治疗咳嗽、烦躁口渴、脾虚腹泻、食欲不振等症状。

本草详解

黑枣性味甘温，能滋补肝肾，润燥生津。能助消化和软便，多用于补血，可治疗贫血、血小板减少、肝炎、乏力、失眠。每次食用5~10枚为宜。好的黑枣皮色乌黑有光泽，颗大均匀，短壮圆整，顶圆蒂方，皮面皱纹细浅。

(ii) 补充体力+补虚健脾

四神沙参猪肚汤

(ii) 材料

【药材】 沙参25克，莲子200克，新鲜山药200克，茯苓100克，芡实100克，薏仁100克。

【食材】 猪肚半个，盐2小匙。

(ii) 做法

①猪肚洗净汆烫，切成大块；芡实、薏仁淘洗干净，清水浸泡1小时沥干；山药削皮、洗净，切块；莲子、沙参冲净。②将除莲子和山药外的材料放入锅中，煮沸后再转小火炖30分钟。③加入莲子和山药，再续炖30分钟，煮熟烂后加盐调味即可。

(ii) 药膳功效

本药膳适合脾胃不好的人，常服可以适当地改善体质、增加食欲。猪肚具有补虚损、健脾胃的良好功效，可以补充体力，改善消化功能。

消食健胃

✿当我们的肠胃不能正常工作时，就会出现消化不良，不仅会带来不适，还会影响身体对营养的吸收利用。

对症药材
① 莲子　② 柴胡
③ 生姜　④ 甘草
⑤ 山楂　⑥ 天门冬

◀甘草

对症食材
① 白果　② 乌骨鸡
③ 田鸡　④ 金橘
⑤ 话梅　⑥ 红茶

◀白果

健康诊所

·病因探究 可由某器官病变引起消化不良，如肝胆疾病、胰腺疾病、糖尿病等。还可能与精神心理因素有关，如情绪波动、睡眠不好、过度疲劳、烟酒刺激、工作紧张等。天寒受凉或多食不易消化的食物也会引起消化不良。

·症状剖析 表现为持续或间隔的上腹部不适、饱胀、反酸、嗳气，甚至疼痛等。常因胸闷、饱腹感、腹胀等而不想吃东西或进食较少，夜晚睡眠也会受到影响，入睡后还常有噩梦。

本草药典 · 山楂

性味 酸甘，微温。

挑选 酸味浓而纯正，肉质柔糯者佳。

禁忌 消化性溃疡患者和孕妇禁用。

功效

解除吃肉或油腻物后感到的饱胀

有消食健胃、活血化瘀、收敛止痢之功能

具有降血脂、血压、强心和抗心律不齐等作用

有较强的抗癌作用，能抑制癌细胞生长

饮食宜忌

宜
- ✓ 可适当多吃一些盐，咸一点的食物有助于胃液分泌。
- ✓ 宜吃易消化的粥类加点开胃小菜，少食多餐。
- ✗ 忌食荤腥、油腻、海味等不易消化的食物，饮食应以清淡为主。

忌
- ✗ 少食刺激性的、生冷的食物以及咖啡、巧克力、红薯和酸性食物。

保健小提示

常按摩天枢和中脘、肝俞穴可治疗消化不良，天枢穴在肚脐左右两侧3指宽处。中脘在肚脐中上4寸，肝俞穴在背部第9胸椎棘突下，旁开1.5寸。用拇指按揉，早晚各一次，一次3分钟。

清火健胃+消除疲劳

白果莲子乌鸡汤

● 材料

【药材】新鲜莲子150克。

【食材】罐头装白果30克，乌骨鸡腿1只，盐5克。

● 做法

①鸡腿洗净、剁块，汆烫后捞起，用清水冲净。②盛入煮锅加水至盖过材料，以大火煮开转小火煮20分钟。③莲子洗净放入煮锅中续煮15分钟，再加入白果煮开，加盐调味即可。

● 药膳功效

本药膳可促进消化、清心宁神，能消除疲劳、倦怠和紧张情绪。经常食用消脂效果明显，适宜减肥食用。还可用于治疗带下量多、白浊、尿频或遗尿、肾气虚等症状。

理气解郁+化痰消食

消脂金橘茶

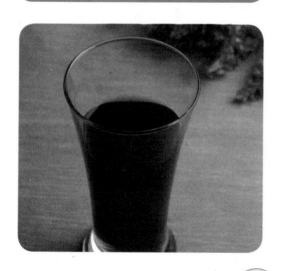

● 材料

【药材】山楂2钱，决明子3钱，红枣5钱。

【食材】金橘5颗，话梅2颗，红茶包1包，冰糖适量。

● 做法

①将决明子、山楂、话梅、红枣、金橘皆洗净备用。②决明子、红枣加水，以大火煮开后，加入山楂、话梅、冰糖后煮15分钟，将所有药材捞起丢弃，放入红茶包稍微泡过拿起。③将切半的金橘挤汁带皮丢入稍浸，捞起丢掉，装壶与茶匙，饭后食用。

● 药膳功效

本药膳具有消食健胃、行气散瘀的功效，应用于治疗胃肠消化不良等症。其中金橘的药用价值很高，具有补脾健胃、化痰消气、通筋活络、清热祛寒的功效。

● 食材百科

金橘能理气解郁，化痰止渴，消食，醒酒。金橘蜜饯能开胃，饮用金橘汁可生津止渴，加梨汁、萝卜汁同饮能治咳嗽。加吴茱萸水煎服治胃部冷痛；与藿香、生姜同煎，可缓解受寒恶心。

杨桃紫苏梅甜汤

◎ 材料

【药材】麦门冬15克，天门冬10克。

【食材】杨桃1颗、紫苏梅4颗，紫苏梅汁1大匙，冰糖1大匙，棉布袋1个。

◎ 做法

①全部药材放入棉布袋；杨桃表皮以少量的盐搓洗，切除头尾，再切成片状。②药材与全部材料放入锅中，以小火煮沸，加入冰糖搅拌溶化。③取出药材，加入紫苏梅汁拌匀，待降温后即可食用。

◎ 药膳功效

本药膳具有生津、润心肺、助消化的功效。紫苏具有下气消痰、润肺、宽肠的功效。杨桃中糖类、果酸含量丰富，有助消化、滋养、保健的功能，还可以解渴消暑、喉润顺气。

本草详解

天门冬能养阴清热，润燥生津。内服可治疗支气管炎、百日咳、口燥咽痛、糖尿病、大便燥结；外用可治蛇咬伤、疮疡肿毒。表面黄白色或浅黄棕色，肥满致密，呈半透明状的质量好。

食材百科

杨桃分为酸杨桃和甜杨桃两大类。甜杨桃只要清洗干净，用刀削掉菱角的顶端，切成五星形薄片，就可以食用了。鲜果性稍寒，吃多了会引起胃痛和腹泻，食用时也不可冰镇。

增进食欲+消除疳积

清心莲子田鸡汤

● 材料

【药材】人参、黄芪、茯苓、柴胡各10克，生姜、地骨皮、麦门冬、车前子、甘草各5克。

【食材】田鸡3只，鲜莲子150克，棉布袋1个。

● 做法

①将莲子淘洗干净，所有药材放入棉布包中扎紧；两者都放入锅中，加6碗水以大火煮开，再转小火熬煮约30分钟。②将田鸡用清水冲洗干净，剁成块，放入汤中一起煮沸。③捞出装材料的棉布包，加盐调味即可。

● 药膳功效

此汤选用健脾而且易于消化吸收的田鸡肉为主，可以补益脾胃、增进食欲。莲子补而不燥，可以健脾胃、止泻。生姜则能够和胃调中，与田鸡一起煮汤食用可健脾开胃以助消化。

明目养肝+补血润肠

草莓小虾球

● 材料

【药材】芍药10克，当归5克。

【食材】草莓3个，虾仁300克，鲜山药50克，土司3片，莲藕粉1小勺，水1大勺，米酒1小匙。

● 做法

①芍药、当归洗净，和水煮滚，适时取汁备用；土司切小丁；草莓去蒂洗净，切4片。②虾仁洗净和米酒同腌20分钟，拭干，同山药一同剁碎，加调味料，拍打成泥。③用虾泥、土司丁包裹草莓，炸至金黄色起锅备用，最后用准备好的浆汁勾芡即可。

食材百科

草莓清暑解热，生津止渴，利咽止咳，利尿止泻。可治疗咳嗽、咽喉肿痛、声音嘶哑、烦热口干。腹泻和尿路结石病人不宜多食。草莓表面粗糙，可用淡盐水浸泡10分钟，既能杀菌又能清洗干净。

腹泻

对症药材

① 当归　② 土茯苓
③ 赤芍　④ 丁香
⑤ 白术　⑥ 车前草

◀ 丁香

对症食材

① 鳝鱼　② 蘑菇
③ 鸡腿　④ 姜
⑤ 紫米　⑥ 猪肚

◀ 蘑菇

❀ 腹泻是指排便次数增加，粪便中水分较多。可以由饮食不当或肠道感染等引起，会导致身体失水和离子失衡。

健康诊所

(病因探究) 腹泻的原因很多，可以由食物刺激引起；肠道细菌感染、饮食不当引起消化功能紊乱也是常见的腹泻诱因。此外，对乳糖过敏的人还会因为喝牛奶而引起腹泻。一些体虚的人会因胃肠功能低下而发生慢性腹泻。

(症状剖析) 排便次数明显超过正常的频率，而且粪质稀薄，粪便中水分增加，或有未消化食物甚至是脓血、黏液。如果是炎症性腹泻还会伴有腹痛、呕吐、排气等症状，严重者会有发热、出汗、乏力等症状。

本草药典· 芡实

(性味) 味甘平涩，无毒。

(挑选) 颗粒饱满、无异味者佳。

(禁忌) 便秘、消化不良者忌用。

功效

- 解除神经痛、头痛、关节痛、腰腿痛等

益气养神，调整脾胃功能

- 解暑气引起的湿热，解酒

治疗遗精、尿频、腹泻等症

饮食宜忌

(宜)
✓ 及时补充水分，最好喝一些糖水和盐水，避免身体里离子失衡。
✗ 忌食菠萝、柚子、柠檬、广柑、西瓜等凉性的食物。

(忌)
✗ 少吃菠菜、白菜、竹笋、洋葱、茭白、辣椒等，纤维素和辣味会加重腹泻。

保健小提示

　　首先要注意饮食卫生，尤其是夏季不能吃发酸的食物，隔夜的食物应该放到冰箱中贮存。养成按时吃饭的好习惯，不能暴饮暴食，少吃冷饮等影响肠胃功能的东西。

益肾补脾+养气润肺

莲子紫米粥

材料

【药材】 莲子5钱，红枣5颗。

【食材】 紫米2两，桂圆8钱，白糖适量。

做法

①莲子洗净、去心；紫米洗净后以热水泡1小时。红枣洗净，泡发，待用。②砂锅洗净，倒入泡发的紫米，加约4碗水，用中火煮滚后转小火。③再放进莲子、红枣、桂圆续煮40分钟~50分钟，直至粥变黏稠，最后加入白糖调味即可。

药膳功效

莲子具有养心补肾，安和五脏的功效；紫米具有补血益气、健肾润肝、收宫滋阴之功效，特别适合孕产妇和康复病人保健食用，具有非常良好的效果；本药膳将二者结合，可以养心润肺。

清热化痰 + 抗菌止泻

柠檬蜂蜜汁

材料

【药材】 柠檬1个。

【食材】 蜂蜜1匙（约15毫升），白糖少许。

做法

①将新鲜柠檬洗净，可根据个人口味，决定是否剥皮，然后榨出酸甜清香的柠檬原汁。②柠檬原汁与蜂蜜混合，加入温开水500毫升，用勺子顺时针地搅拌、调匀。
③可在杯里插上吸管，在玻璃杯口沿上，插一块薄薄的柠檬片即可。

本草详解

柠檬能治疗中暑烦渴、食欲不振、怀孕妇女胃气不和等，还能降血压。柠檬富有香气，和肉类、水产一起烹饪能除腥。将果核3克研成粉，每晚睡前用米酒送服，可治疗劳累过度、全身酸痛无力。需要注意，胃溃疡者禁食。

(❤) 解毒补虚+祛风止泻

土茯苓鳝鱼汤

◉ 材料

【药材】当归8克，土茯苓10克，赤芍10克。

【食材】鳝鱼100克，蘑菇100克，清水800毫升，盐2小匙，米酒1/2大匙。

◉ 做法

①鳝鱼洗净，切小段，可适当撒些细盐腌渍10分钟，再用清水洗净；再将剩余材料用清水洗净。②全部材料、药材与清水共置锅中，以大火煮沸，再转小火续煮20分钟。③加入盐、米酒搅拌均匀，即可食用。

◉ 药膳功效

本药膳具有利湿解毒、补虚损、驱风湿、强筋骨的功效。患有脾虚血亏、腹冷肠鸣、下痢脓血、身体羸瘦、脱肛、内痔出血、子宫脱垂等病症的人可适当食用。

🍒 食材百科

黄鳝肉可治疗虚劳咳嗽、湿热身痒、血虚风燥、耳聋等症。特别适合身体虚弱、病后以及产妇食用。购买鳝鱼时要选择鲜活的，鳝鱼死后会有大量细菌，不宜再食用。

(❤) 健胃消食 + 抗菌消炎

丁香多味鸡腿

◉ 材料

【药材】丁香、陈皮各2钱，党参、白术各3钱。

【食材】鸡腿2只，姜3片。

◉ 做法

①将药材、鸡腿分别洗净，将陈皮泡发，鸡腿汆烫，去血丝，备用。②把药材放于锅底，再将鸡腿放在药材上，水盖过药材和肉，再放入姜片，上方封一层保鲜膜，使其药味及肉味能够保存。③在电饭锅中加1杯水，等电饭锅跳起即可。

◉ 药膳功效

本药膳芳香健胃，具有促进消化的功能，可治疗肠胃虚寒所导致的腹部冷痛、呕吐或拉肚子等症。此外，孕妇因早孕反应所引起的不适，也可选择本菜品调治。

🌿 本草详解

中药丁香是植物丁香在花蕾呈鲜红色时采摘，除去花梗晒干制成的。适合寒性胃痛、反胃呃逆、呕吐、口臭的人食用，可直接冲泡代茶饮用。香气浓郁者佳。

补脾止泻+益肾固精

莲子红枣糯米粥

◎ 材料

【药材】 红枣10颗，莲子150克。
【食材】 圆糯米1杯，冰糖适量。

◎ 做法

①莲子洗净、去莲心。糯米淘净，加6杯水以大火煮开，转小火慢煮20分钟。②红枣洗净、泡软，与莲子一同加入已煮开的糯米中续煮20分钟。③等莲子熟软，米粒呈糜状，加冰糖调味，搅拌均匀即可。

◎ 药膳功效

此粥能健脾补气养血，适合体质较弱者食用。红枣中铁的含量丰富，有助于治疗贫血。莲子可补中养神，止渴去热，强筋骨，补虚损、除寒湿，具有滋阳补血、润肺养心，延年益寿的功效。

利尿清热+健脾养胃

车前草猪肚汤

◎ 材料

【药材】 鲜车前草150克，薏仁30克，杏仁10克，红枣3颗。
【食材】 猪肚2副，猪瘦肉250克，盐5克，花生油、淀粉各适量。

◎ 做法

①猪肚用花生油、淀粉反复搓揉，除去黏液和异味，洗净，稍氽烫后，取出切块。②鲜车前草、薏仁、红枣等分别洗净。③将1600毫升清水放入瓦煲内，煮沸后加入所有材料，大火煲滚后改用小火煲2小时，加盐调味即可。

本草详解

车前草有利尿和化痰止咳等作用，还能清热、明目，主治尿血、小便不通、黄疸、水肿、热痢、泄泻、目赤肿痛、喉痛等等。新鲜的车前草可以煮熟后凉拌食用。干品以叶片完整，呈灰绿色者佳。

润肠通便

对症药材
① 百合　② 黑木耳
③ 红枣　④ 松仁
⑤ 柏子仁　⑥ 无花果

对症食材
① 雪梨　② 豌豆荚
③ 玉米粒　④ 青红椒
⑤ 南瓜　⑥ 韭菜

◀ 无花果

◀ 雪梨

☀ 因为粪便过于干燥而排便困难称为便秘。还会出现排便次数明显减少，2～3天或更长时间一次，排便无规律。

健康诊所

● 病因探究　很多人便秘是因为生活习惯不好。有的人爱吃大鱼大肉，却又缺乏锻炼，体态臃肿，而导致大便秘结。老年人由于肠蠕动减慢，很容易便秘。怀孕的女性大多肠道干燥，排便也不顺畅。

● 症状剖析　大便次数减少，便质干燥，排出困难；或粪质不干，排出不畅。有时伴见腹胀、腹痛、食欲减退、嗳气反胃等症。如果拼命用力排便会诱发心肌梗塞和脑中风，长期便秘会引发痔疮。

本草药典　柏子仁

功效

（性味）甘，平。归心、肾、大肠经。

（挑选）以粒饱满、黄白色者为佳。

（禁忌）大便溏薄者、痰多者亦忌食。

— 宁心安神，治疗多梦健忘

治疗心慌、失眠、惊悸恍惚 —

— 治疗腰背疼痛，足膝软弱

润肠通下，治疗便秘

饮食宜忌

（宜）
- ✓ 便秘人群宜少吃精白米和精白面粉，多吃些粗粮，比如糙米和胚芽米、玉米、小米、燕麦等杂粮。
- ✓ 根菜类和海藻类中食物纤维较多，对治疗便秘有很好的效果。

（忌）
- ✗ 如果是由结肠痉挛引起的，应该避免豆类、白花椰菜、甘蓝菜等容易造成排气的食物。

保健小提示

除了调整饮食外，按摩支沟穴和大肠俞穴，也能刺激肠胃蠕动，有助于消除便秘。在排便后用温水坐浴10～15分钟，并做提肛运动，能有效预防痔疮的发生。

疏肝理气篇　健脾益胃篇　固摄止泻篇　滋补养肺篇　补血护心篇　美容养颜篇　女性护理篇　清热排毒篇　体质调理篇

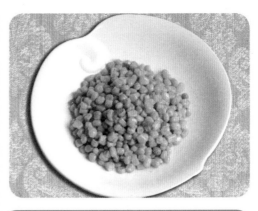

👥 清肠通便＋润泽肌肤

人参蜂蜜粥

🔘 材料

【药材】人参3克。

【食材】蜂蜜50克，生姜5克，韭菜5克，蓬莱米100克。

🔘 做法

①将人参放入清水中泡一夜，生姜切片，韭菜切末。②将泡好的人参连同泡参水，与洗净的蓬莱米一起放入砂锅中，中火煨粥。③待粥将熟的时候放入蜂蜜、生姜、韭菜末调匀，再煮片刻即可。

🔘 药膳功效

此粥有调中补气、清肠通便、润泽肌肤的作用，适用于因气虚而导致的面色苍白，以及由气血两虚而导致的大便秘结等患者食用。蜂蜜具有补中、润燥、止痛、解毒等功效，可治疗肺燥咳嗽、肠燥便秘、胃肠疼痛、喉痛、口疮等症状。

🍒 食材百科

韭菜富含膳食纤维，保持肠道水分，能促进肠蠕动，缓解便秘，促进食欲。包馅最好用紫根韭菜，青根韭菜则一般茎粗，叶子宽，适合炒菜。常搭配鸡蛋、虾仁炒食。

👥 滋阴润肠＋延缓衰老

松仁炒玉米

🔘 材料

【药材】松仁20克。

【食材】玉米粒200克，青、红椒各15克，盐5克，味精3克。

🔘 做法

①将青、红椒洗净，切成粒状。热锅后，放入松仁炒香后即可盛出，注意不要在锅内停留太久。②锅中加油烧热，加入青、红椒稍炒后，再加入玉米粒，炒至入味时，再加炒香的松仁和调味料即可。

🔘 药膳功效

本药膳可改善肺燥咳嗽、皮肤干燥、大便干结。常食能防治肥胖病、高血脂症、高血压、冠心病等。其中松仁有益气健脾、润燥滑肠的功效。

🍒 食材百科

玉米能调中开胃、利尿、降血脂。可用于治疗食欲不振、小便不利或水肿、高血脂症、冠心病等。玉米胚能增强新陈代谢、调整神经系统功能。玉米发霉后能产生致癌物，所以绝对不能食用。

材料

【药材】黑木耳20克，红枣3颗，无花果50克。

【食材】荸荠100克，猪肠400克，花生油、淀粉、盐各适量。

做法

①无花果、黑木耳和荸荠洗净，前两者浸泡1小时，荸荠去皮；猪肠用花生油、淀粉反复搓揉，去腥味和黏液，冲洗干净，过水。

②取适量清水放入瓦煲内，煮沸后加入以上材料，煮沸后改用小火煲3小时，最后加盐调味即可。

药膳功效

本药膳能健胃清肠，适用于高血压、大肠热燥所引起的便秘等症状。黑木耳是常见食材，具有凉血、止血的功效。荸荠的球茎具有清热、化痰、消积等功效。猪肠有益肠道，是辅助治疗久泻脱肛、便血、痔疮的首选食材。

本草详解

无花果能润肺止咳，清热润肠，用于治疗咳喘、咽喉肿痛、便秘痔疮等。同番木瓜一样，还可以当水果鲜食。购买新鲜的无花果，应选个头较大、果肉饱满甚至裂开的，一般紫红色表示果实已成熟，也有的无花果成熟时为黄色。

食材百科

荸荠口感甜脆，清热止渴，利湿化痰，降血压。用于肺热咳嗽、咽喉肿痛、高血压、小便不利、痔疮出血。因为其可能附着较多的细菌和寄生虫，所以不能生吃，一定要洗净去皮煮透后食用，而且煮熟后味道更甜。

生津润燥+养阴清热

雪梨豌豆炒百合

◎ 材料

【药材】鲜百合30克。

【食材】雪梨1个，豌豆荚、南瓜、柠檬、油、盐、味精、淀粉各适量。

◎ 做法

①雪梨削皮切块，豌豆洗净、鲜百合剥开洗净，南瓜切薄片，柠檬挤汁备用。②雪梨、豌豆、鲜百合、南瓜过水后捞出。③锅中油烧热，放入所有材料和药材炒1~2秒，用淀粉勾芡后起锅即可。

◎ 药膳功效

此药膳中雪梨具有润燥生津、清热化痰的功效，可治热病津伤、烦渴热咳、便秘等症。百合主治邪气所致的心痛腹胀、胸腹间积热胀满，还有养阴清热、润肺止渴等功效。

养心安神+润肠通便

红枣柏子小米粥

◎ 材料

【药材】柏子仁15克，红枣10颗。

【食材】小米100克，白糖少许。

◎ 做法

①将红枣、柏子仁、小米洗净，再将红枣、小米分别放入碗内，泡发，备用。②砂锅洗净置于火上，将红枣、柏子仁放入砂锅内，加清水煮熟后转入小火。③再加入小米，共煮成粥，至黏稠时，加入白糖，搅拌均匀即可。

◎ 药膳功效

本药膳具有健脾胃、养心安神、通便、润肠通便等功效。常用来治疗惊悸、失眠、遗精、盗汗、便秘等症。此药剂适用于长期便秘或老年性便秘等患者。

慢性胃病

 对症药材

① 山楂　② 甘草
③ 人参　④ 红枣
⑤ 猴头菇　⑥ 香菇

◀ 人参

对症食材

① 山药　② 牛肉
③ 竹笋　④ 甜椒
⑤ 包菜　⑥ 土豆

◀ 竹笋

❀ 随着现代生活压力的增加，越来越多的人患上了慢性胃病，出现食欲不振、消化不良、胃痛、胃胀等症状。

健康诊所

·病因探究 慢性胃病可由过度的精神刺激、抑郁焦虑等精神因素导致胃血管收缩，而使胃黏膜发生炎症或溃疡。细菌在胃内繁殖，或长期服用对胃有刺激的药物、进食粗糙食物、吸烟等也是慢性胃病的诱因。

·症状剖析 大多数患者会出现消化不良的症状，如上腹隐痛、食欲减退、进食后胃部饱胀、反酸等。萎缩性胃炎患者可出现贫血、腹泻等，胃溃疡的患者上腹疼痛较明显，常觉得饥饿，进食后会缓解。

本草药典　白扁豆

性味 性微温、味甘。

挑选 色泽光亮、颗粒饱满者为佳。

禁忌 腹部胀气者忌食。

功效

- 有清肝明目的功效
- 消暑化湿，利尿并能消肿
- 治疗脾胃虚弱、食欲不振

饮食宜忌

宜

✓ 有规律地进餐，进餐时细嚼慢咽。

✓ 要注意胃部保暖，防止因着凉而引起胃痉挛疼痛。

✗ 不宜吃得过饱，餐后不要立即饮水，正餐之间可少量加餐。

忌

✗ 少吃生冷食物和肥腻、甘厚、辛辣的食物，少饮酒及浓茶。

保健小提示

　　吸烟也是慢性胃炎的诱因。尼古丁能使胃黏膜中的血管收缩，导致黏膜缺血，抵抗外界感染的能力下降；还能促进胃酸分泌增加，破坏胃黏膜。因此，患有慢性胃炎的人最好戒烟。

强心开胃+活血化瘀

山楂牛肉菠萝盅

◎ 材料

【药材】 山楂5克，甘草2克。

【食材】 菠萝1个，牛肉80克，竹笋10克，甜椒5克，洋菇5克，姜末3克，西红柿酱适量。

◎ 做法

①菠萝洗净，切成两半，挖出果肉，做成容器备用；山楂、甘草熬煮后，滤取汤汁备用。②菠萝果肉榨成汁，加西红柿酱、汤汁，煮成醋汁，最后淋在炸熟的牛肉上。③另起油锅，将备好的姜末、竹笋、甜椒等与牛肉拌炒，装入菠萝盅即可。

◎ 药膳功效

本药膳具有强心、开胃、平喘化痰的功效。牛肉含有蛋白质、脂肪、矿物质及维生素等，其功效为补脾胃、益血气、强筋骨。山楂性味酸、甘、温，有消食健胃、活血化瘀的功效。

食材百科

菠萝具有健胃消食、清胃解渴、止泻等功效。适宜肾炎、高血压、支气管炎、消化不良的人食用。在夏季食用可消暑生津。注意要用淡盐水浸泡一会再吃，防止发生过敏反应。

补气健胃+安神生津

人参红枣粥

◎ 材料

【药材】 人参1钱，红枣10克。

【食材】 白米50克，冰糖适量。

◎ 做法

①将买来的所有材料洗净，白米盛碗放水泡软，红枣同样泡发。②将砂锅洗净，放入人参，再倒入适量的清水，用大锅煮沸，转入小火煎煮，滤去残渣，保留人参的汤汁备用。③随后，加入白米和红枣，续煮，待汤汁变稠即可熄火。起锅前，加入适量冰糖。

◎ 药膳功效

本药膳的功效是健脾胃、生津、补气养血。大枣治脾虚腹泻，乏力。人参可治劳伤虚损，食少，倦怠，反胃吐食，大便滑泄，虚咳喘促及久虚不复，一切气血津液不足之症。

第三章·润肺止咳篇

白果玉竹猪肚煲

玉竹沙参焖老鸭　山药白果瘦肉粥

麦芽乌梅饮　洋参麦冬粥

川贝酿水梨

天花粉鳝鱼汤

陈皮冰糖汁　沙参泥鳅汤

沙参百合甜枣汤　松仁烩鲜鱼

清炒红椒莲子　桑葚薄荷饮

西芹百合炒白果　白果豆腐炒虾仁　玄参萝卜清咽汤

润肺乌龙面　四仁鸡蛋粥

沙参泥鳅汤　玉竹沙参焖老鸭　天花粉鳝鱼汤

麦芽乌梅饮　陈皮冰糖汁

洋参麦冬粥

清炒红椒莲子

西芹百合炒白果

润肺止咳篇
特效药材推荐

百合

[功效]

清火润肺，滋阴安神。

[挑选]

个大饱满，颜色洁白无黄斑，底部少泥土。

[禁忌]

痰湿咳嗽者不宜使用。

玉竹

[功效]

滋阴润肺，养胃生津。

[挑选]

表面金黄色，断面黄白色，半透明，质柔软者佳。

[禁忌]

痰湿气滞、脾虚便溏者禁用。

白果

[功效]

敛肺定喘，收涩止带。

[挑选]

以个大均匀、种仁饱满、壳色白黄者为佳。

[禁忌]

邪实痰多者不宜服。

天门冬

[功效]

养阴清热，润肺滋肾。

[挑选]

以肥满、致密、黄白色、半透明者为佳。

[禁忌]

虚寒假热，脾肾溏泄最忌。

知母

[功效]

消痰止嗽，安心润肠。

[挑选]

表面黄棕色至棕色，质硬易折断，断面呈黄白色。

脾胃虚寒，大便溏泄者禁服。

甘草

[功效]

清热解毒，祛痰止咳。

[挑选]

淡褐色，有香甜味，以粗大，断面质密，无断裂者佳。

[禁忌]

过于甘甜，忌大量食用。

罗汉果

[功效]

清热润肺，止咳利咽。

[挑选]

个大形圆，色泽黄褐，壳不破、不焦，味甜者佳。

[禁忌]

风寒感冒咳嗽患者忌食。

杏仁

[功效]

止咳平喘，清热去毒。

[挑选]

颗粒饱满，表皮黄褐色，有苦香味，多油分者佳。

[禁忌]

阴虚咳嗽及大便溏泄者忌服。

特效食材推荐

白萝卜

[功效] 化痰清热，下气宽中。
[挑选] 根茎白皙细致，表皮光滑，分量较重者佳。
[禁忌] 阴盛偏寒体质者不宜多食。

鸭肉

[功效] 滋阴除热，补肾利水。
[挑选] 肉质紧实、有弹性、有光泽，表明肉质新鲜。
[禁忌] 腹泻、腰痛、痛经者不宜食用。

雪梨

[功效] 润肺清心，消痰止咳。
[挑选] 皮细薄，形状饱满，汁多肉脆者佳。
[禁忌] 糖尿病患者忌食。

莲藕

[功效] 清热凉血，通便止泻。
[挑选] 以藕身肥大，肉质脆嫩，水分多而甜，有清香者佳。
[禁忌] 孕妇慎食。

无花果

[功效] 润肺利咽，润肠通便。
[挑选] 果实颜色为红褐色，头部出现龟裂，触感柔软的。
[禁忌] 大便溏薄者不宜生食。

滋阴润肺

 对症药材

① 玉竹 ② 白果
③ 麦门冬 ④ 石斛
⑤ 枸杞 ⑥ 菊花

◀ 菊花

 对症食材

① 老鸭 ② 瘦猪肉
③ 麦芽 ④ 山药
⑤ 蛤蜊 ⑥ 梨

◀ 蛤蜊

☼身体里的体液属阴，肺阴缺失就会引起肺燥，会有呼吸干燥、干咳、发热等症状，还易患呼吸道感染。

⊞ 健康诊所

• 病因探究 阴是指人身体里的液体，当津液不足时就是阴虚。肺阴虚是指阴液不足而不能润肺，常发生在秋季，秋季燥邪犯肺，易伤津液，肺阴亏耗，津液不足，因而导致虚热内生。

• 症状剖析 肺阴虚可见恶寒发热，头痛鼻塞，干咳少痰，咽喉疼痛等。还会累及肠胃，出现食欲不振、消化不良、腹胀便溏、形体消瘦。午后潮热、盗汗、五心烦热、颧红等也是常见症状。

本草药典 • 玉竹

性味 味甘，性平。

挑选 呈黄白色，半透明者为佳。

禁忌 脾虚便溏者慎服。

功效

用于热伤心阴之烦热多汗、惊悸等症

用于阴虚肺燥、干咳少痰、声音嘶哑等症

治疗风湿性心脏病、冠状动脉粥样硬化

治燥伤胃阴，口干舌燥，食欲不振

✗ 饮食宜忌

宜
- ✓ 宜清淡，吃容易消化的食物，推荐青菜瘦肉粥、馄饨等。
- ✓ 宜多吃海参、蛤蜊、蚌肉、鸭肉、梨、桑葚、干贝等，多喝牛奶。

忌
- ✗ 应少吃寒凉的和不合时节的食物，即使在夏季也要少吃冷饮
- ✗ 少吃辛辣的东西。

👮 保健小提示

　　肺燥会引发喉咙干痛、瘙痒，干咳无痰。这时候要注意居住环境的湿度调节，尤其是干燥的秋冬季节，可以用加湿器来缓解干燥。注意常喝水，既能滋润咽喉，又能补充身体流失的水分。

滋阴润燥+清肺祛痰 玉竹沙参焖老鸭

材料

【药材】玉竹50克，沙参50克。
【食材】老鸭1只，葱、生姜各适量。

做法

①将老鸭洗净，切块后放入锅中；生姜去皮，切片。②再放入沙参、生姜，加水适量用大火煮沸。③转用小火煨煮，1小时后加入调味料，撒上葱花即可。

药膳功效

　　本药膳是常用的滋补品，可滋阴清润、祛痰补虚。沙参可滋阴清肺、虚痨久咳，玉竹可养阴润燥，老鸭可益胃生津、防痨止嗽、清热、止热。放在一起滋补养阴的效果更好。

本草详解

　　沙参分为南沙参和北沙参。南沙参形粗大，质较疏松，偏于清肺祛痰止咳，用于肺阴虚之久咳干咳，常配贝母、麦冬使用。北沙参则形细长，主要有镇痛、强心等作用。

益肺安神+强健身体 山药白果瘦肉粥

材料

【药材】白果10克，山药20克，红枣4颗。
【食材】瘦肉30克，葱10克，姜8克，香菜5克，盐1克，味精2克，白米适量。

做法

①山药去皮，切片；红枣泡发，切碎；瘦肉剁碎；白果、米淘洗净。②姜切丝，葱切花，香菜切末备用。③砂锅注水烧开，放入米，煮成粥；放入白果、山药煮5分钟后加入红枣、瘦肉、姜丝煮烂，放适量盐和鸡精拌匀即可。

药膳功效

　　本药膳具有健脾益胃、安神的功效，可用于肺部虚寒、身体虚弱、气血不足、少食体倦等病症。另外，山药含有淀粉酶、多酚氧化酶等物质，有利于增强脾胃消化吸收功能。

白果玉竹猪肚煲

材料

【药材】 白果50克，玉竹10克。

【食材】 猪肚1副，姜10克，葱、盐、鸡精各5克。

做法

①锅上火，注入适量清水，放入姜片煮沸，再加入猪肚约10分钟，捞出洗净晾干。②将猪肚切成片；玉竹泡发切片；白果洗净；葱切段，备用。③倒入适量清水，放入姜片、葱段，待水沸放入猪肚、玉竹、白果等，大火炖开，转小火煲约2小时，加入盐、鸡精调味即可。

药膳功效

本药膳具有疏通血脉、健胃益脾的功效。本品的制作采用了猪肚这一材料。猪肚即猪胃，为补脾胃的重要食材。白果具有促进血液循环、改善心脑血管、增强机体免疫力的功效。

本草详解

玉竹能补益五脏，滋养气血，平补而润，还有滋养镇静神经和强心的作用。主治肺阴虚引起的干咳少痰，或因高烧引起的津少口渴、食欲不振、胃部不适等症。适宜心悸、心绞痛患者经常食用。

食材百科

姜性味辛微温。有化痰、止呕的功效，在烹调菜肴时，有去腥的作用。如将生姜榨汁入药，可治疗恶心呕吐及咳嗽痰多等症。生姜皮，能利尿消肿，可配合冬瓜皮、桑白皮等，治疗小便不利、水肿等症，一般用量为5克~10克水煎。

🚹🚺 润肺清火+生津养心

洋参麦冬粥

🔘 材料

【药材】西洋参5克，麦门冬10克，石斛20克，枸杞5克。

【食材】白米70克，冰糖50克，棉布袋1个。

🔘 做法

①西洋参洗净，磨成粉末状；麦门冬、石斛分别洗净，放入棉布袋中包起。②枸杞洗净后用水泡软，备用。③白米洗净，倒入适量水，与枸杞、药材包一起放入锅中，以大火煮沸。再转入小火续煮，直到黏稠为止。

🔘 药膳功效

西洋参具有滋阴补气、宁神益智及清热生津、降火消暑的双重功效；麦冬的功效是清肺养阴，益胃生津，清心除烦，二者搭配使本药膳可润肺生津。

🚹🚺 消积散瘀+生津润肠

麦芽乌梅饮

🔘 材料

【药材】山楂10克。

【食材】麦芽15克，冰糖2小匙，乌梅2粒。

🔘 做法

①乌梅用水洗净，将水沥干；山楂洗净，切成片状，备用。②锅置火上，倒入清水1000毫升，待烧开后，放入山楂和乌梅，大火改为小火，煮30分钟左右，加入麦芽。③再煮15分钟，即可加入冰糖。此时，汤汁有明显的酸味，冰糖可根据个人口味酌量增减。

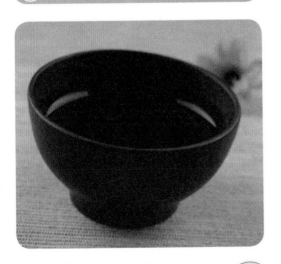

🔘 药膳功效

本药膳具有润肠生津等功效。乌梅具有敛肺止咳，涩肠止泻，生津止渴，安蛔止痛的功效，可用于肺虚亏所致的自汗不止，久咳少痰或无痰，或久泻久痢等症。

🍒 食材百科

生麦芽是大麦经发芽，干燥而成。有健脾和胃、疏肝行气的功效。以净麦芽用文火炒至微黄入药，能行气消食、通乳生乳；焦麦芽可消食化滞，缓解积食引起的脘腹胀痛。

止咳化痰

 对症药材

① 川贝母　② 沙参
③ 北芪　　④ 红枣
⑤ 百合　　⑥ 松仁

◀ 松仁

 对症食材

① 水梨　　② 白木耳
③ 黄鳝　　④ 鱼肉
⑤ 蜂蜜　　⑥ 苦胆

◀ 银耳

❁咳嗽是清除呼吸道内的分泌物或异物的保护性反射动作。可由一些呼吸道疾病引起。

健康诊所

〈病因探究〉如咳嗽痰量很少或无痰，可能是急性咽喉炎、支气管炎发病的初期；突发的咳嗽，多见于支气管内异物或过敏；长期慢性咳嗽，可由慢性支气管炎、肺结核等引起。

〈症状剖析〉急性咳嗽是指持续3周以内的咳嗽。亚急性咳嗽是指咳嗽时间超过3周，但不超过8周的咳嗽。慢性咳嗽即持续时间超过8周，甚至达到数年以上的。

本草药典　川贝母

功效

〈性味〉味甘苦，微寒。

〈挑选〉嚼之成粉末状，口感微甜回味苦者为佳。

〈禁忌〉脾胃虚寒及寒痰、湿痰者不宜慎服。

有散结开郁之功，治疗胸闷心烦

具有清热化痰，润肺止咳的功效

治疗瘰疬结核和乳痈

饮食宜忌

〈宜〉
- ✓ 饮食应以新鲜蔬菜为主，菜肴要以蒸煮为主。
- ✗ 忌甜食，咳嗽应忌糖及一切甜食、冷饮等。
- ✗ 一些酸甜的水果，如苹果、香蕉、橘子等也不宜多吃。

〈忌〉
- ✗ 不宜吃油、炸、煎食物。
- ✗ 少吃辛辣的食物，如辣椒、大蒜等。

保健小提示

咳嗽可以按摩丰隆穴来治疗。丰隆穴位于足外踝上八寸，大约在外膝眼与外踝尖的连线中点处。能够化痰湿、宁神志，还能治疗头痛、眩晕、下肢神经痉挛、便秘等病症。

润肺清热+化痰止咳

川贝酿水梨

材料

【药材】川贝母2钱，白木耳半钱。
【食材】新鲜水梨1个。

做法

①将白木耳泡软，去蒂，切成细块。②水梨从蒂柄上端平切，挖除中间的籽核。③将川贝母、白木耳置入梨心，并加满清水，置于碗盅里移入电饭锅内，外锅加1杯水，蒸熟即可吃梨肉、饮汁。

药膳功效

川贝具有清热润肺、化痰止咳的功效，用于肺热燥咳、干咳少痰等病症。本药膳将川贝和水梨两者的优点合在一处，可养阴润肺，用于肺热燥咳、阴虚久咳，干咳无痰、咽干舌燥等症。

益气补肝+清热生津

天花粉鳝鱼汤

材料

【药材】天花粉30克。
【食材】黄鳝1条，香油5毫升，盐8克，棉布袋1个。

做法

①黄鳝去内脏、洗净，剁成3厘米~5厘米的小段，然后将其沥干备用；天花粉用棉布包好、扎紧，备用。②将黄鳝和天花粉放入锅内，加清水适量，以大火煮沸，再转入小火，煲45分钟左右，将火调小。③起锅前，用少许香油和盐调味即可。

药膳功效

天花粉具有清热泻火，生津止渴，排脓消肿的功效，而鳝鱼具有补气养血、温阳健脾、滋补肝肾、祛风通络等医疗保健的功能，两者搭配对支气管哮喘有良好的疗效。

本草详解

天花粉为葫芦科植物栝楼的干燥根。配芦根，清肺化痰，用于热邪犯肺，咳嗽痰稠；配贝母，用于燥热化痰或肺阴不足的咳嗽；配天冬，治肺热燥咳、咯血；配金银花，治疮疡肿毒。

健胃理气+化痰祛湿 陈皮冰糖汁

⊙ 材料
【药材】新鲜陈皮1枚。
【食材】冰糖适量。

⊙ 做法
①将陈皮洗净，刮掉内面白瓤，切小片。
②砂锅洗净，将备好的陈皮盛入煮锅中，加2碗水，像煮茶那样，以大火煮开，转小火煮5分钟，直至陈皮熬出香味。③待汤汁飘香时，加冰糖，事先可以将冰糖拍碎，具有促进溶解的作用，续煮3分钟，直到汤汁变稠亮时，即可熄火出锅。

⊙ 药膳功效
本饮品具有理气降逆、调中开胃、燥湿化痰等功效。用于治疗胸膈满闷、脘腹胀痛、不思饮食、肺气阻滞、咳嗽痰多等症状。

清热养阴+润肺止咳 沙参泥鳅汤

⊙ 材料
【药材】沙参20克，北芪10克，红枣3颗。
【食材】泥鳅250克，猪瘦肉100克，花生油、盐各适量，清水1300毫升。

⊙ 做法
①泥鳅解剖、洗净，用沸水略烫，洗净黏液。
②烧锅倒入花生油，将泥鳅煎至金黄色，捞起，将剩下的材料分别洗净，红枣泡发备用。
③将1300毫升清水放入瓦煲内，煮沸后加入所有材料,旺火煲滚后，改用小火煲2小时，加盐调味即可。

⊙ 药膳功效
本药膳具有养阴清热、润肺化痰、益胃生津的功效。主治阴虚久咳，痨嗽痰血，燥咳痰少，虚热喉痹，津伤口渴。其中泥鳅性平味甘，能调中益气，补虚暖胃，祛湿解毒，滋阴清热。

🍒 食材百科
购买泥鳅要选择新鲜的活泥鳅。买回来也不要急着吃，先用清水养两天，让它吐出身体里的泥沙。泥鳅体内有多种寄生虫，吃的时候要清理干净内脏，并且保证彻底煮熟，避免感染寄生虫。

滋阴润肺+止咳清热 　沙参百合甜枣汤

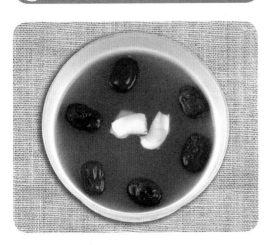

● 材料

【药材】 沙参、新鲜百合1球，红枣5颗。
【食材】 冰糖适量。

● 做法

①新鲜百合剥瓣，削去瓣边的老硬部分，洗净；沙参、红枣分别洗净，红枣泡发1小时。②将备好的沙参、红枣盛入煮锅，加3碗水，煮约20分钟，直至红枣裂开，汤汁变稠。③加入剥瓣的百合续煮5分钟，汤味醇香时，加糖调味即可。

● 药膳功效

本膳食疗价值很高，能润肺止咳，滋阴清热。用于治气虚久咳，肺燥干咳，见咳嗽声低，痰少不利，体弱少食，口干口渴等。本汤还能补阴除烦，益血安神，可治肺胃阴伤、失音咽痛之症。

润肺止咳+养血润肠 　松仁烩鲜鱼

● 材料

【药材】 松仁 20 克。
【食材】 鲜鱼1条，西红柿酱10克，白醋6克，白糖5克，淀粉 5 克。

● 做法

①鲜鱼洗净，腌入味。②将鱼裹上蛋液，再沾上淀粉，入油锅中炸至金黄色，待冷却后，将刺挑出，鱼肉备用。③锅中加入少许清水，再放入调味料调成糖醋汁，勾芡淋油浇在鱼肉上，再撒上松仁即可。

● 药膳功效

本药膳具有滋润止咳、滑肠通便、养血补液的功效，可以治疗口干，干咳无痰的肺燥咳嗽。另外，松子所含的不饱和脂肪酸有降低体内胆固醇、甘油三脂的作用。

🌿 本草详解

松子是松树的种子，营养丰富，常食可健身心，滋润皮肤，延年益寿。年老体弱、病后、产后便秘的人，可煮松仁粥食用。肺燥咳嗽可用松子30克和胡桃60克研碎，蜜煎服用。

利咽平喘

对症药材
① 蜂蜜　② 莲子
③ 桑叶　④ 菊花
⑤ 百合　⑥ 白果

◀ 桑叶

对症食材
① 西芹　② 鲜干贝
③ 香菇　④ 小黄瓜
⑤ 酸笋　⑥ 薄荷

◀ 薄荷

❀支气管受到刺激后发生收缩、黏膜水肿，并发痉挛使内径变窄，引起呼吸不畅，这就是气喘。

健康诊所

·病因探究 气喘可由多种原因引起，比如灰尘及花粉等异物、感冒症状群及支气管炎等。温度变化及压力也可能是诱因。支气管受到刺激后会发生收缩、充血水肿，而引起喘鸣及呼吸困难。

·症状剖析 最初感觉喉咙发紧、胸闷、眼睛不舒服。之后，出现哮喘音、气喘、呼吸困难等疹。呼吸困难严重时，会有无法呼吸、持续咳嗽等情形。症状缓和时，咳嗽可变轻，呼吸困难的症状也能改善。

本草药典　白果

性味 味甘、苦，性平，有毒。

挑选 自然本色的本白，而不是雪白，新鲜饱满。

禁忌 白果有小毒，不宜多食常食。

功效

延缓大脑衰老、增强记忆能力

敛肺平喘，减少痰量

预防高血脂、冠心病、动脉硬化

治疗女性带下病，尿频遗尿

饮食宜忌

宜
- ✓ 选择容易消化的流食。如菜汤、稀粥、蛋汤、蛋羹、牛奶等。
- ✓ 宜食清淡少油腻，可以喝粥或吃些榨菜或豆腐乳等小菜，以清淡、爽口为宜。

忌
- ✓ 多食含维生素C、维生素E及红色的食物，如西红柿、苹果、葡萄、枣、草莓、甜菜、橘子、西瓜及牛奶、鸡蛋等。

保健小提示

咳嗽气喘时，可以按摩神封穴，这个穴位在人体的胸部，当第4肋间隙，前正中线旁开2寸处。对咳嗽、气喘、胸胁支满、呕吐、不嗜饮食、乳痈等疾患，具有良好的治疗效果。

镇静平喘 + 益肾固精

清炒红椒莲子

◉ 材料

【药材】 莲子400克。
【食材】 红椒20克，食用油20毫升，香油10毫升，盐3克，味精2克，姜10克。

◉ 做法

①莲子去心，洗净；姜切片；红椒切段。
②将莲子倒入沸水中，汆烫后捞出，沥干水分，备用。③锅中加油烧热，放入姜片、红椒段爆香，再投入莲子、盐、味精，炒熟后淋上香油即可。

食材百科

红椒含有丰富的椒红素，是具有抗老化作用的物质，能够防止身体衰老，活化体内细胞。清炒红椒的时候，要注意炒锅一定要洗干净，且油温不宜太高，以免炒出来的菜有黑点。一般大众都可食用，贫血、体寒及感冒患者尤其适宜。

清肝明目 + 祛风清热

桑菊薄荷饮

◉ 材料

【药材】 桑叶5克，菊花8克。
【食材】 薄荷30克，热开水500毫升，蜂蜜1大匙，棉布袋1个。

◉ 做法

①桑叶、菊花分别洗净，沥水，备用。将薄荷、桑叶、菊花分别用棉布袋装起来，备用。
②砂锅洗净，倒入清水500毫升，烧开后，备用。③稍凉后，将做法2的棉布袋放入热开水里，10分钟后，倒入适量蜂蜜搅匀即可。

◉ 药膳功效

本饮品具有疏散风热、清利头目、利咽、透疹、疏肝解郁之功效。桑叶、菊花疏散上焦风热、清肺止咳；薄荷助疏风解表，杏仁、桔梗清咽宣肺止咳，清咽利膈。

本草详解

菊花在我国有悠久的栽培历史。"杭白贡菊"一向与"龙井茶"齐名。有镇静、解热、疏风明目以及抑菌等作用。泡茶饮用，味道甘醇微苦。夏季饮用可清新消暑，还有治疗风寒和退热的功效。

左侧竖排导航：疏肝理气篇　健脾益胃篇　润肺止咳篇　萝卜养脾篇　补血养心篇　美容养颜篇　女性产里篇　老人非寿篇　本药周里篇

◎ 材料

【药材】百合300克，白果50克。
【食材】西芹500克，姜、葱、盐、味精各5克，鸡蛋面200克，鸡精粉2克，淀粉10克。

◎ 药膳功效

　　本药膳具有敛肺气、治哮喘、清咽、缩小便等功效。其中白果具有敛肺气、治哮喘、定喘嗽、止带浊的作用。西芹是芹菜的一种，可用于高血压、血管硬化、神经衰弱等疾病的辅助治疗。此外，常食西芹还有利于清咽利胆、祛风散热。

◎ 做法

①洋芹、百合切好洗净，鸡蛋面用开水煮熟，沾上淀粉，油炸熟备用。②白果过水后再放入砂锅，加油和调味料炒熟，用淀粉勾芡，淋入少许油。③炒好的西芹、百合装入盘中，将白果放在上面即可。

食材百科

　　西芹含有芹菜油，具有降压、镇静、健胃、利尿等功效。西芹还富含纤维素，常食有利于减肥，还可以健脑、促进食欲、清肠利便、解毒消肿。但婚育期男士应注意少吃芹菜，否则会影响精子活性。

🕺 润肺平喘 + 清热解毒

白果豆腐炒虾仁

◎ 材料

【药材】 白果2两。

【食材】 盒装豆腐1/2盒，虾仁300克，鲜干贝颗，香菇3朵，小黄瓜1条，酸笋半支，酒、盐、淀粉、葱段各适量。

◎ 做法

①虾仁去壳，挑去泥肠，和鲜干贝用姜片、酒、盐和淀粉拌匀，热水烫至八分熟备用。
②其他材料剁成块备用。③姜片和葱段爆香，再将剩下的材料放入翻炒，加高汤，煮滚后勾薄芡即可。

◎ 药膳功效

　　虾肉有化瘀解毒、益气滋阳、通络止痛、开胃化痰等功效。本药膳能治疗哮喘，通畅血管，改善大脑功能，延缓老年人大脑衰老，增强记忆力，治疗老年痴呆症和脑供血不足。

🕺 滋阴凉血 + 清热解毒

玄参萝卜清咽汤

◎ 材料

【药材】 玄参15克。

【食材】 白萝卜300克，蜂蜜80克，绍兴酒20毫升。

◎ 做法

①萝卜、玄参洗净切成片，用绍兴酒浸润备用。②用大碗1个，放入2层萝卜，再放1层玄参，淋上蜂蜜10克，绍兴酒5毫升。按照此种方法，放置4层。③将剩下的蜂蜜，加20毫升冷水倒入大碗中，大火隔水蒸2小时即可。

🍒 食材百科

　　优质绍兴酒色橙黄，清澈透明，有香气，醇香浓郁，无其他异杂味。口感醇厚爽口，味正纯和，具有典型的黄酒风味。绍兴酒除了用来佐餐之外，还可以直接饮用，但需慢饮细细品味。

慢性支气管炎

❀慢性支气管炎常发生在老年人身上，不仅不易治愈，还会反复发作，因此治疗和预防同样重要。

健康诊所

（·病因探究） 慢性支气管炎，是由于感染或过敏、化学物质刺激等非感染因素引起气管、支气管黏膜的炎症。吸烟为慢性支气管炎最主要的发病因素，另外对花粉、灰尘等过敏的人更容易患支气管炎。

（·症状剖析） 早期症状轻微，多在冬季发作，春暖后缓解；晚期炎症加重，症状长年存在，不分季节。疾病进展又可并发阻塞性肺气肿、肺源性心脏病，严重影响劳动能力和健康。

本草药典 · 淮山

（性味） 味甘，性凉而润。

（挑选） 粉性足，色洁白者佳。

（禁忌） 有实邪者忌服。

功效

能降低血糖，治疗糖尿病

益肺气，治疗肺虚痰嗽久咳

预防心血管疾病，延年益寿

健脾益胃助消化

饮食宜忌

（宜）
- ✓ 食物宜清淡，多吃能清痰祛火的新鲜蔬菜，如白菜、油菜、西红柿、黄瓜、冬瓜等。
- ✓ 适宜益肺、理气、化痰的食物，如梨、百合、莲子、杏仁、蜂蜜等。

（忌）
- ✗ 不吃刺激性食物，如辣椒、胡椒、蒜、葱、韭菜等。
- ✗ 菜肴调味不宜过咸、过甜，冷热要适度。

保健小提示

慢性支气管炎很容易复发，因此生活中要注意预防感冒等呼吸道感染。还要积极锻炼身体，注意休息，增强抵抗力。做饭时使用吸油烟机，避免油烟刺激呼吸道，加重症状。

(👥) 润肺止咳 + 祛风散寒

润肺乌龙面

(●) 材料

【药材】西洋参、淮山、杏仁、枸杞各10克。

【食材】昆布20克，虾子1只，生蚵3只，胡萝卜50克，青江菜1株，鲜香菇1朵，贡丸1个，鱼板1片，乌龙面50克，生姜片2片，盐适量，棉布袋1个。

(●) 做法

①将药材洗净，用棉布包起来，加适量水，煮滚后熄火，放入昆布，滤出汤汁备用。②将剩下的材料洗净，胡萝卜切块。③将备好的汤汁倒入锅中煮沸，放入胡萝卜，约煮5分钟，再放剩下的材料，煮沸加盐即可。

(●) 药膳功效

本药膳具有补中益气、润肺止咳、散寒、祛风之功效，适用于慢性支气管炎、咳嗽、咽干喉痛等病症。枸杞能滋补肝肾、益精明目，有养血、降低胆固醇、抗衰老和美容等功能。

(👥) 滋阴清肺 + 补血润肠

四仁鸡蛋粥

(●) 材料

【药材】白果仁、甜杏仁各20克。

【食材】核桃仁、花生仁各40克，鸡蛋2个。

(●) 做法

①白果仁去壳、去皮。②将白果仁、甜杏仁、核桃仁、花生仁（均须是洁净的食品），共研磨成粉末（呈细粉状，捻之无沙粒感），用干净、干燥的瓶罐收藏，放于阴凉处。③每次取20克加水煮沸，冲鸡蛋，成一小碗，搅拌均匀即可。

(●) 药膳功效

本药膳粥有扶正固本、补肾润肺、纳气平喘等功效。主要用于慢性支气管炎合并肺气肿，特别适用于中老年慢性气管炎患者。

🌿 本草详解

甜杏仁与苦杏仁不同，毒性较小，可以直接食用。能润肺宽胃，祛痰止咳，最宜治肺燥干性、阴虚久咳。有滋润性，内服具轻泻作用，并有滋补功效。挑选时注意选择颗粒饱满，无异味的。

第四章·滋补养肾篇

何首乌黑豆煲鸡脚

鱼腥草乌鸡汤

当归羊肉汤　枸杞韭菜炒虾仁

板栗香菇焖鸡翅

养生黑豆奶

人参黄芪蒸甲鱼　枸杞韭菜炒虾仁

黑芝麻山药糊　苁蓉黄精散汤

五子下水汤

附子蒸羊肉　三味羊肉汤　鹿茸煲鸡汤

锁阳羊肉汤　鹿茸枸杞蒸虾

三仙烩猪腰　板栗排骨汤

海鲜山药饼　海马虾仁童子鸡

牛膝蔬菜鱼丸

黑白木耳炒芹菜

鹿茸枸杞蒸虾

滋补养肾篇
特效药材推荐

何首乌

[功效]
养血滋阴，润肠通便。

[挑选]
切断面淡黄棕色或淡红棕色，以体重、质坚实、粉性足者为佳。

[禁忌]
大便清泄及有湿痰者不宜。

芡实

[功效]
固肾涩精，补脾止泻。

[挑选]
均以颗粒饱满，均匀，粉性足，无破碎者为佳。

[禁忌]
便秘、消化不良者忌用。

菟丝子

[功效]
滋补肝肾，固精缩尿。

[挑选]
菟丝子小呈类圆，两侧凹陷色灰黄，以身干、粒饱满、色灰黄者为佳。

[禁忌]
阴虚火旺者忌用。

山茱萸

[功效]
补益肝肾，涩精固脱。

[挑选]
表面紫红色，皱缩，有光泽。顶端有圆形宿萼痕，质柔软。

[禁忌]
强阳不痿，小便淋涩者忌服。

鹿茸

[功效]
补精助阳，强筋健骨。

[挑选]
鹿茸片外皮红棕色，以体轻，断面蜂窝状，组织致密者为佳。

[禁忌]
胃火盛或肺有痰热，以及外感热病者忌用。

附子

[功效]
补火助阳，散寒除湿。

[挑选]
一般用药为附片，无外皮，黄白色，半透明。

[禁忌]
孕妇禁用。

黄精

[功效]
滋肾润脾，补脾益气。

[挑选]
均以块大肥润、色黄、断面呈角质透明者为佳。

[禁忌]
中寒泄泻，痰湿痞满气滞者忌服。

熟地黄

[功效]
清热生津，生精补血。

[挑选]
块状或片状，以肥大、软润、内外乌黑有光泽者为佳。

[禁忌]
脾胃虚弱，气滞痰多，腹满便溏者忌服。

特效食材推荐

莲子

[功 效] 益肾涩精，养心安神。

[挑 选] 若呈淡嫩绿黄色，表明莲子较嫩，除去莲心者不苦。

[禁 忌] 腹部胀满者应忌食。

黑芝麻

[功 效] 补血明目，益肝养肾。

[挑 选] 表面黑色，平滑或有网状纹，尖端有棕色点状种脐。

[禁 忌] 慢性肠炎、便溏腹泻者忌食。

黑豆

[功 效] 补肾益阴，健脾利湿。

[挑 选] 黑而有光泽，附着一层白霜，里面豆瓣为青色。

[禁 忌] 儿童及肠胃功能不良者不要多吃。

羊肉

[功 效] 温补气血，助阳益精。

[挑 选] 肉色鲜红均匀，有光泽，肉细而紧密，有弹性，不粘手。

[禁 忌] 外感病邪和素体有热者不宜。

韭菜

[功 效] 止汗固涩，补肾助阳。

[挑 选] 韭叶上带有光泽，不下垂，结实而新鲜水嫩的。

[禁 忌] 阴虚火旺者不宜多食。

滋阴补肾

中医认为"肾主水"，掌控身体里的阴。如果出现肾阴虚，就会有腰膝酸痛、遗精盗汗等各种虚证。

对症药材

❶ 枸杞　❷ 鱼腥草
❸ 何首乌　❹ 甘草
❺ 麦门冬　❻ 玄参

◀ 鱼腥草

对症食材

❶ 乌鸡　❷ 黑豆
❸ 豆奶　❹ 虾
❺ 香菇　❻ 鱼肉

◀ 黑豆

健康诊所

（病因探究）肾阴虚是肾脏阴液不足表现的症候，现代说法为供给中枢神经、泌尿生殖系统的营养物质不足。多由久病伤肾，或禀赋不足、房事过度，或过服温燥劫阴而造成。

（症状剖析）腰膝酸疼，眩晕耳鸣，失眠多梦，男子阳强易举，遗精，妇女经少经闭，或见崩漏，形体消瘦，潮热盗汗，五心烦热，咽干颧红，溲黄便干，舌红少津，脉细数。

本草药典　枸杞

（性味）味甘性平，归肝、肾经。

（挑选）红色或紫红色，质柔软、味甜，大小均匀。

（禁忌）患有高血压且性情急躁者不宜食用。

功效

改善眼目昏花，视力减退等症状

调节血脂和血糖，预防高血脂和糖尿病

可调节机体免疫功能、抗癌

保护肝脏，促进肝细胞再生

饮食宜忌

（宜）
- 肾阴虚者，饮食中应多吃清凉食品，少吃热性伤肾的食品。
- 宜经常食用金银花、绿豆、银耳、莲子、决明子、鱼汤、蛤蜊等进行滋补。
- 吃食物不要过于精细，多吃全谷类食物，如玉

（忌）米、大麦、燕麦等，其中的维生素B_1，可缓解肾阴虚引起的手脚心发热、无力的症状。

保健小提示

肾阴虚的人注意不可纵欲，有节制的性生活对补足亏虚的肾阴有益。平时多出去活动，多运动锻炼，保证休息时间，不熬夜，不抽烟、喝酒，这些都非常利于补肾。

清热解毒+利尿消肿

鱼腥草乌鸡汤

○ 材料

【药材】鱼腥草30克，蜜枣5颗。
【食材】乌骨鸡半只，盐、味精各适量。

○ 做法

①鱼腥草洗净，乌骨鸡洗净切块，红枣洗净备用。②锅中加水煮沸，放入鸡块汆烫去血水后捞出。③将清水1000毫升放入锅内煮沸后，加入以上所有材料，大火煲开后，改用小火煲2小时加调味料即可。

○ 药膳功效

　　本药膳中的鱼腥草有很好的清热利尿功效，搭配补益气血的乌鸡不仅能排毒去痛，还能调节女性气血平衡，在利尿除湿、健胃消食、增进食欲、改善消化方面有良好的效果。

本草详解

　　鱼腥草是一味常用的清热解毒的中草药，能清热解毒、止痛消肿，还能帮助肠胃消化、健胃消食，治疗湿邪、疮疡肿毒、痔疮便血、脾胃积胀等病症，十分有效。还广泛地用于呼吸道、尿道和肠道等感染性疾病的治疗。

补肾益阴+利湿除热

何首乌黑豆煲鸡脚

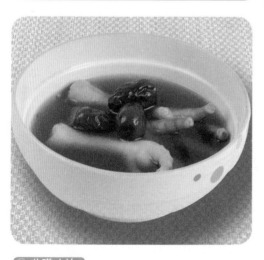

○ 材料

【药材】何首乌10克，黑豆20克，红枣5颗。
【食材】鸡脚8只，猪瘦肉100克。

○ 做法

①鸡脚剁去趾甲洗净备用；红枣、何首乌洗净备用。②猪瘦肉洗净，黑豆洗净放锅中炒至豆壳裂开。③全部用料放入煲内，加适量清水煲3小时，加盐调味即可。

○ 药膳功效

　　这道菜具有补肾益阴、健脾利湿、除热解毒等功效，可以治疗肾虚阴亏、消渴多饮、尿频、肝肾阴虚、头晕目眩、视物昏暗或须发早白、脚气水肿等症状，同时对湿痹拘挛、腰痛、腹中挛急作痛、泻痢腹痛、服药中毒和饮酒过多等都有很好的疗效。

补血驱寒+活血镇痛　当归羊肉汤

材料

【药材】当归15克。

【食材】羊肉500克，姜、米酒、盐各适量。

做法

①羊肉放入沸水汆烫、捞起、冲净。②姜冲净，以刀背拍裂、切段。将羊肉、姜、当归一起盛锅，加水至盖过材料，煮沸转小火续炖40分钟。③起锅前加盐、米酒调味即可食用。

壮阳通乳+滋阴健胃　红枣荸荠汤

材料

【药材】红枣（去核）6颗，荸荠6颗（75克）。

【食材】生豆皮1张（15克），冰糖2大匙。

做法

①红枣洗净，稍微泡软；生豆皮用水泡软，再换水将生豆皮漂白，捞起后沥干水分；荸荠洗净，削除外皮，备用。②荸荠、红枣和水700毫升放入锅中，用大火煮滚后，转小火熬煮20分钟。③放入生豆皮，再煮5分钟，最后放入冰糖煮至溶化后即可完成。

药膳功效

本药膳中荸荠具有凉血解毒、解热止渴、利尿通便、化湿祛痰、消食除胀等功效；红枣能补中益气、养血安神。两者合用使得本药膳能够滋补肝肾，益精血，润肠凉血，清热解毒。

食材百科

荸荠的含磷量非常高，对牙齿和骨骼的发育有很大的好处，适合儿童和老年人食用。它既可清热生津，又可补充营养，最宜于热证病人食用。可主治热病消渴、黄疸、目赤、外感风热、咽喉肿痛、小便短赤等病症。

补肾益气+治疗腹泻

板栗香菇焖鸡翅

◎ 材料

【药材】 板栗300克。

【食材】 香菇6朵，鸡翅50克，姜4片，香菜适量，料酒、淀粉各2小匙，蚝油1大匙，盐1小匙。

◎ 做法

①板栗用水烫过冲凉，剥壳备用；香菇去蒂后，泡水；将鸡翅剔除骨头，冲洗掉血水，剁成块，然后加入淀粉、蚝油、盐腌渍25分钟左右。②开火，加油至锅中烧热，加入备好的板栗肉翻炒，然后加入备好的香菇、鸡翅一起炒熟透。③加入适量开水、蚝油、盐，焖10分钟起锅。

润肺生津+补肾清热

养生黑豆奶

◎ 材料

【药材】 生地8克，玄参10克，麦门冬10克。

【食材】 黑豆200克，清水1800毫升，细砂糖30克、棉布袋 1 个。

◎ 做法

①黑豆洗净，浸泡约 4 小时至豆子膨胀，沥干水分备用。②全部药材放入棉布袋，置入锅中，以小火加热至沸腾约 5 分钟后，滤取药汁备用。③将黑豆与药汁混合，放入果汁机内搅拌均匀，过滤出黑豆浆倒入锅中，以中火边煮边搅拌至沸腾，最后加糖即成养生黑豆奶。

🫐 食材百科

肾虚的人可食用黑豆祛风除热、调中下气。常食黑豆能软化血管，降低血液中的胆固醇，特别是对高血压、心脏病等患者有益。黑豆还能解毒利尿，可以有效缓解尿频、腰酸、女性白带异常及下腹部阴冷等症状。黑豆炒熟后，因其热性较大，不宜多食，否则易上火。

补阳护肾

对症药材

① 人参 ② 菟丝子
③ 党参 ④ 黄芪
⑤ 丁香 ⑥ 肉苁蓉

◀ 肉苁蓉

对症食材

① 鸽蛋 ② 鸡肉
③ 鳝鱼 ④ 甲鱼

◀ 甲鱼

❀肾阳虚与现代医学的神经内分泌免疫系统有关，肾阳虚症是下丘脑—垂体—靶腺轴不同环节、不同程度的功能紊乱。

健康诊所

病因探究 肾阳虚主要的发病环节在下丘脑的调节功能紊乱。随着年龄的增长，身体的阳气会逐渐被消耗。老年人的生理改变和肾阳虚症甚为相似，如果年轻人出现肾阳虚症也意味着一定程度上的未老先衰。

症状剖析 腰膝酸软，畏寒肢冷，头目眩晕，精神萎靡；面色白，舌淡胖苔白。男性可出现阳痿，妇女宫寒不孕。腹泻伴有浮肿，腰以下严重，甚则腹部胀痛，心悸咳喘。易患骨质疏松、颈椎病、腰椎病。

本草药典 · 人参

性味 味甘、微苦、性微温。

挑选 头圆长，纹细密，鞭条须、珍珠节多。

禁忌 服人参后，不可饮茶。

功效

调节皮肤的水液平衡，保湿润肤

有控制血糖水平的作用

增强免疫力，抗衰老，抗癌

提高思维能力，减轻疲劳

饮食宜忌

宜
√ 宜温补忌清补，宜食性属温热的食物和温阳散寒的食物，热量较高而富有营养的食物。

忌
✗ 忌吃生冷之物，忌吃各种冷饮，以及生冷瓜果，少吃不好消化的食物。
✗ 阳虚泄泻还需忌食润下通便的食物，如核桃仁、芝麻、海虾、萝卜等。
✗ 便秘的人则应少吃石榴、芡实、乌梅等。

保健小提示

摩肾俞有很好的护肾阳的作用。临睡前取坐姿，提缩肛门数十次，然后双手掌贴于肾俞穴、中指正对命门穴，作环形摩擦120次。还可以配合交替按摩位于足底的涌泉穴，效果更好。

壮阳护肾+治疗遗精

人参黄芪蒸甲鱼

◎ 材料

【药材】人参3克，黄芪10克。
【食材】甲鱼1只，生姜、盐各5克，味精2克，鸡精粉3克，料酒5克。

◎ 做法

①甲鱼宰杀洗净，人参切段，黄芪洗净，生姜切片备用。②将备好的甲鱼放入砂锅中，添水煮至七分熟，然后捞出备用。③将所有的调味料在碗中拌匀，然后淋在甲鱼上，使其浸透，再上锅蒸13分钟即可。

◎ 药膳功效

这道菜是壮阳的佳肴，能有效改善遗精、阳痿、四肢发冷、腰膝酸软等症状。更重要的是本菜品还可以提升精子质量、提高受孕率，对增进夫妻生活很有帮助。另外，体质虚弱的人服用本菜品也可以改善身体状况，提高身体免疫力。

食材百科

购买甲鱼时要挑选外形完整，肌肉肥厚，腹甲有光泽，裙厚而上翘，四腿粗而有劲，动作敏捷的。背光呈青色的清水甲鱼比背壳呈黄色的黄沙甲鱼好。一般750克左右的雄性甲鱼最好。

补肾壮阳+通乳滋阴

枸杞韭菜炒虾仁

◎ 材料

【药材】枸杞10克。
【食材】虾200克，韭菜250克，盐5克，味精3克，料酒、淀粉适量。

◎ 做法

①将虾去壳洗净，韭菜洗净切段，枸杞洗净泡发。②将虾抽去泥肠，放淀粉、盐、料酒腌5分钟。③锅置火上，油烧热，放入虾仁、韭菜、枸杞和调味料，炒至入味即可。

◎ 药膳功效

此菜中虾仁有补肾壮阳、通乳、滋阴、健胃的功效，对肾阳不足、体虚乏力、乳汁不下等有一定的疗效；韭菜具有提振食欲，通便、杀菌、补肾温肠的作用。两种食材搭配还有很好的补气助阳的功效。

补肾益阳+改善睡眠

冬虫夏草鸡

⊙ 材料

【药材】 冬虫夏草5~10枚。

【食材】 公鸡 1 只，姜、葱、精盐、味精各适量。

⊙ 做法

①将公鸡烫洗、去毛，内脏去除干净，并剁成若干块，备用。②将切好的鸡块汆烫，可以去除鸡肉上残留的血丝，然后将汆烫好的鸡块放在锅中，添入适量水，用大火煮开。③水开时，加入冬虫夏草和各种调味料；然后添加少量水，用小火将鸡肉煮熟。

⊙ 药膳功效

本品对于补肾益阳有很好的疗效，可以改善身体虚冷、四肢无力、失眠盗汗等病症，特别对于男性的阳痿，以及由遗精所引起的腰酸腿软、心悸气短等症状有很好的治疗效果。长期服食还可以提高机体免疫力，是极好的补气药膳。

本草详解

冬虫夏草能同时调整阴阳，主治肾虚引起的阳痿遗精，腰膝酸痛，病后虚弱，久咳虚弱。儿童、孕妇、感冒发烧、脑出血人群不宜食用。表面深棕色，色泽黄亮，丰满肥大者佳。

益气补血+调补阴阳

虫草红枣炖甲鱼

⊙ 材料

【药材】 冬虫夏草10枚，红枣10颗。

【食材】 甲鱼1只，料酒、精盐、味精、葱、姜片、蒜瓣、鸡汤各适量。

⊙ 做法

①将甲鱼切成若干块，备用；冬虫夏草洗净，红枣用开水浸泡透后备用。②将备好的甲鱼放入砂锅中，添水煮沸，然后捞出备用。③在锅中放入甲鱼、冬虫夏草、红枣，然后加入料酒、盐、味精、葱姜、蒜、鸡汤炖2小时左右，取出即可。

⊙ 药膳功效

这道菜可以益气补血、调补阴阳，对久病体虚所导致的气血不足者，是极好的滋补佳品，还能增强免疫力。男性食用可以温补肾气，助生精髓，改善精气衰弱、治疗阳痿早泄、四肢无力、遗精、虚软、气虚体乏等症状。

滋阴益肾+预防失眠 　苁蓉海参鸽蛋

材料

【药材】 肉苁蓉15克。

【食材】 水发海参2个，鸽蛋12颗，猪油50毫升，花生油、葱、蒜、胡椒粉、味精、淀粉、鸡汁适量。

做法

①将海参处理，汆熟；鸽蛋煮熟，去壳；肉苁蓉煎汁备用。鸽蛋沾淀粉，炸至金黄色，备用。②锅中放猪油，投下葱、蒜爆香，加鸡汁稍煮，再加调味料和海参，煮沸后用小火煮40分钟，再加鸽蛋、苁蓉汁，煨煮。③将余下的汤汁做成芡汁，淋上即成。

药膳功效

本品是补阳滋阴的上品，对于肾虚所引起的神经衰弱、体倦、腰酸、健忘、听力减退等症状都有相当显著的疗效。本品虽药性温和，但对于肾虚、阳痿、早泄、汗虚等病症疗效显著。但大便溏泄、湿热便秘者不宜食用。

滋补肝肾+固精缩尿 　菟丝子烩鳝鱼

材料

【药材】 干地黄12克，菟丝子12克。

【食材】 鳝鱼250克，肉250克，竹笋10克，黄瓜10克，木耳3克，酱油、味精、盐、淀粉、米酒、胡椒粉、姜末、蒜末、香油、白糖各适量，蛋清1个，高汤少许。

做法

①将菟丝子、干地黄煎两次，过滤取汁。②鳝鱼肉切成片，加水、淀粉、蛋清、盐煨好。③将鳝鱼片放入碗内，放温油中划开，待鱼片泛起，将鱼捞起，再放入所有材料调味即可。

药膳功效

这道菜具有滋补肝肾、固精缩尿、明目、止泻的作用，适用于阳痿遗精、遗尿、频尿、腰膝酸软、目昏耳鸣、肾脾虚弱等症状。鳝鱼味美且有药用价值，有补五脏、疗虚损的功效，是药膳中常用的滋补食材。

本草详解

菟丝子能滋补肝肾，固精缩尿，安胎，明目，止泻。呈略扁的卵形，表面红棕色，有细密突点，质坚硬，除去种皮，可见卷旋状的胚。菟丝子、杜仲等量，研末酒服，治腰痛。鲜菟丝子取汁饮用，治消渴。

温肾固精

① 鹿茸　　② 蒺藜子
③ 党参　　④ 车前子
⑤ 菟丝子　⑥ 肉苁蓉

① 鸡肉　　② 骶骨
③ 羊肉　　④ 黑芝麻
⑤ 山药　　⑥ 猪肉

◀ 党参

◀ 黑芝麻

❀中医认为"肾藏精"。先天之精禀受于父母，主掌生育繁殖；后天之精则是由水谷精微生化而来，主掌生长发育。

健康诊所

（·病因探究）现代人压力很大，平时生活中，由于紧张和焦虑等情绪，会引起身体里阴阳不调，而出现肾寒。建议多采用温肾固精方法来调养。

（·症状剖析）肾寒者多表现出如下症状：少腹胀满、肋下疼痛、小便频数、遗尿、阳痿、遗精、腰膝冷痛，辨证属肾虚、命门火衰者。

本草药典　鹿茸

（性味）味甘、微苦、性微温。

（挑选）以粗壮，毛细柔软，色红黄，有油润光泽者为佳。

（禁忌）阴虚、小便黄赤、咽喉干痛者禁用。

功效

- 增加血液中血红蛋白含量
- 生精补髓，强健筋骨
- 治疗四肢酸疼，腰脊痛
- 有降低血压的功效

饮食宜忌

（宜）
- ✓ 可食用芡实，具有健脾止泻、固肾涩精的功效，为收敛性强壮食物、海鲜食品。
- ✓ 还可多食芝麻，其味咸、性温，有温肾固精、益气补虚功效。
- ✓ 平时多注意吃一些温热的食物，如羊肉、红糖、姜等。

（忌）
- ✗ 忌食寒凉食物。

保健小提示

晚上用热水泡脚，每次15～20分钟，每日坚持。擦干后用捏、拍、按的手法按摩脚底和脚趾，3～5分钟。每天中午坚持做扭腰运动，并用双手手掌搓后腰，直到感觉发热。

●○○○○

补益肝肾+温经驱寒　三味羊肉汤

● 材料

【药材】杜仲5钱，熟附子6钱，熟地3钱。

【食材】羊肉250克，葱、姜、盐各适量。

● 做法

①将羊肉洗净，切成小块，备用；将杜仲、附子、熟地放入事先备好的棉布包中，用细线绑好。②将所有的材料放入锅中，加入适量的水，大约盖过所有材料。③用大火煮沸，再转成小火慢慢炖煮至熟烂，起锅前拣去药材包，加入调味料调味即可。

祛风止痛+调经消肿　鹿茸煲鸡汤

● 材料

【药材】鹿茸20克，黄芪20克。

【食材】鸡肉500克，瘦肉300克，生姜10克，盐5克，味精3克。

● 做法

①将鹿茸片放置清水中洗净；黄芪洗净；生姜去皮、切片；瘦肉切成厚块。②将鸡洗净剁成块，放入沸水中，汆烫去除血水后捞出；锅内注入适量水，放入所有材料，大火煲沸后再改小火煲3小时，加入调味料即可。

本草详解

白芷能祛风湿、活血排脓、生肌止痛，用于治疗头痛、牙痛、赤白带下、痈疽疮疡、皮肤瘙痒等症。常配伍防风、羌活等，治疗感冒风寒、头痛、鼻塞。配伍薄荷、菊花，用于外感风热者；与羌活、独活、威灵仙等同用，治风湿寒痹、腰背疼痛。

益肾固精＋健脾补肺

黑芝麻山药糊

材料

【药材】山药250克，何首乌250克。
【食材】黑芝麻250克，白糖适量。

做法

①将黑芝麻、山药、何首乌均洗净、晒干、炒熟，研成细粉，分别装瓶备用。（剩下的材料需放于阴凉、干燥处）②再将三种粉末一同盛入碗内，加入开水调匀。可根据个人口味，调成黏状或是稍微稀点的糊汁. 最后调入白糖，调匀即可。

补肾益气＋强精助性

苁蓉黄精骶汤

材料

【药材】肉苁蓉15克，黄精15克。
【食材】猪尾骶骨1副，罐头白果1大匙，胡萝卜1段，盐1小匙。

做法

①猪尾骶骨洗净，放入沸水中汆烫，去掉血水，备用；胡萝卜削皮、冲净、切块备用。②将所有材料一起放入锅中，加水至盖过所有材料。③大火煮沸，再转用小火续煮约30分钟，加入白果再煮5分钟，加盐调味即可。

药膳功效

此汤可以补肾健脾、益气强精，适用于阳痿早泄、性欲减退、风湿酸痛、筋骨无力等症状。黄精则可以补中益气，润心肺、强筋骨。

本草详解

肉苁蓉可促进性欲，刺激精子生长和精液分泌，并可调节男性生殖系统的神经内分泌，还可使人体保持正常的荷尔蒙分泌。配熟地黄、菟丝子、山萸肉等，治肾虚阳痿、遗精、早泄。与火麻仁、柏子仁等药同用治肠燥便秘。

调理肾气+温肾固精　五子下水汤

材料

【药材】蒺藜子、覆盆子、车前子、菟丝子、茺蔚子各10克。

【食材】鸡内脏（含鸡肺、鸡心、鸡肝）适量。

做法

①将所有鸡内脏洗净、切片备用；姜洗净、切丝；葱去根须，洗净，切丝。②将药材放入纱布包中，扎紧，放入锅中；锅中加适量水，至水盖住所有材料，用大火煮沸，再转成文火继续炖煮约20分钟。③转中火，放入鸡内脏、姜丝、葱丝等调味，待汤沸后，加入盐调味即可。

本草详解

车前子呈椭圆形，稍扁，表面棕褐色或黑棕色，以粒大、色黑、饱满者为佳。每日用车前子3钱，水煎当茶饮，治疗高血压。将车前子炒焦研碎口服，每次0.5克，每日2～3次，治疗小儿单纯性消化不良。

温肾壮阳+驱寒除湿　附子蒸羊肉

材料

【药材】附子30克。

【食材】鲜羊肉1000克，葱、姜、料酒、葱段、肉清汤、食盐、熟猪油、味精、胡椒粉各适量。

做法

①将羊肉洗净，放入锅中，加适量清水将其煮至七分熟，捞出。②取一个大碗依次放入羊肉、附子、姜片、料酒、熟猪油、葱段、肉清汤、胡椒粉、食盐等调味料。③再放入沸水锅中隔水蒸熟即可。

药膳功效

本药膳能温肾壮阳，适用于肾阳不足、阳痿滑精或阳虚水泛、尿少水肿等症状。附子具有回阳救逆、补火助阳、散寒祛湿的功效，主治虚脱、四肢厥冷、胃腹冷痛、肾虚水肿等。与羊肉同食，其补益的效果更为显著。

腰膝酸软

对症药材

1. 鹿茸　2. 枸杞
3. 党参　4. 山药
5. 当归　6. 锁阳

◀ 肉苁蓉

对症食材

1. 板栗　2. 香菇
3. 排骨　4. 羊肉
5. 牛肉　6. 猪腰

◀ 香菇

❋当人肾虚的时候，不仅生殖发育会受到影响，包括体力、精神都会发生相应的变化。最明显的就是出现精力不济和腰膝酸痛。

健康诊所

病因探究　腰膝酸软是中医所说肝肾亏损的一种症状。肝肾亏虚的原因主要有两个方面，一方面是外邪侵入后，留滞于体内，其损伤程度日渐加深，累及肝肾。或者是过劳受损，包括劳神、劳力及房事过度，都会耗伤肾精。

症状剖析　中医讲虽然病存于五脏六腑，但现于四肢五官，肾虚的症状在情志方面表现为情绪不佳，常难以自控，头晕易怒，烦躁焦虑，引发抑郁等。躯体上表现为有面色发白、怕冷喜温、腰腿疼痛。

本草药典　党参

性味　味甘、微苦，性平。

挑选　宜挑选表面干燥、纹路多者。

禁忌　气滞、怒火盛者禁用。

功效

- 对神经系统有兴奋作用
- 能增强机体抵抗力，增加血细胞
- 扩张周围血管，而有降低血压的作用
- 有调节胃肠运动，抗溃疡，抑制胃酸分泌

饮食宜忌

宜
- ✓ 中老年人腰膝酸软，应多补充含铁和钙丰富的食物，预防骨质疏松的发生。
- ✓ 宜多食芝麻、核桃仁，芝麻中含有人体所需的多种营养，氨基酸的含量丰富。
- ✓ 可以适当选用羊肉、牛肉等，具有御寒功效的食物进行温补和调养。

忌
- ✗ 少食偏凉性的食物。

保健小提示

　　改善腰膝酸软，可以有以下两种方法。揉腿肚：以双手掌紧夹一侧小腿肚，边转动边搓揉，每侧揉动20次左右，换腿重复。扳足：取坐位，两腿伸直，以两手扳足趾和足踝关节各30次。

益气固精+强壮腰肾

强精党参牛尾汤

⊙ 材料

【药材】黄芪2两，党参8钱，当归6钱，红枣1两，枸杞6钱。
【食材】牛尾1个，牛肉半斤，牛筋2两。

⊙ 做法

①将牛筋用清水浸泡30分钟左右，再下水清煮15分钟左右。②牛肉洗净，切块；牛尾剁成寸段，备用。③将所有的材料放入锅中，加适量的水，大约盖过所有的材料，用大火煮沸后，转小火煮2小时，调味即可。

⊙ 药膳功效

　　此汤可补肾养血，益气固精，对于男子阳痿不举等性功能障碍或腰膝酸软等症状都有一定的疗效。而且，此汤还可以提升体力、增强机体免疫力，从根本上调理元气，促进性激素分泌。牛尾具有强壮腰肾、益补的功效，是不可多得的滋补食材。

益肾驱寒+强筋健骨

巴戟天黑豆鸡汤

⊙ 材料

【药材】巴戟天15克，黑豆100克。
【食材】胡椒粒15克，鸡腿1只，盐1小匙。

⊙ 做法

①将鸡肉洗净、剁块，放入沸水中氽烫，去除血水。②黑豆淘洗干净，与鸡腿、巴戟天、胡椒粒一起放入锅中，加水至盖过所有材料。③用大火煮开，再转成小火继续炖煮约40分钟。快煮熟时，加入调味料即成。

⊙ 药膳功效

　　本药膳强筋骨、驱寒湿的效果很好，可以改善体虚乏力、腰膝酸软等症状。因其有温肾的作用，所以也适用于治疗由肾阳虚寒而导致的小便失禁、小便频繁等症状，是极好的补肾菜品。

(人) 补肾养筋+延缓衰老

锁阳羊肉汤

◉ 材料

【药材】锁阳3钱。

【食材】生姜3片，羊肉半斤，香菇5朵。

◉ 做法

①将羊肉洗净切块，放入沸水中氽烫一下，捞出，备用；香菇洗净，切丝；锁阳、生姜洗净备用。②将所有的材料放入锅中，加适量水。③大火煮沸后，再用小火慢慢炖煮至软烂，大约50分钟左右，起锅前加入适当的调味料即可。

◉ 药膳功效

　　本药膳能敛精强精，补肾止遗。特别适合有阳气亏损，四肢冷痹症状的人服用。

🍒 食材百科

　　羊肉温补脾胃，用于治疗脾胃虚寒所致的反胃、身体瘦弱、畏寒等症；温补肝肾，用于治疗肾阳虚所致的腰膝酸软冷痛、阳痿等症；补血温经，用于产后血虚经寒所致的小腹冷痛。

(人) 温肾壮阳+强筋健胃

鹿茸枸杞蒸虾

◉ 材料

【药材】鹿茸10克，枸杞10克。

【食材】大虾500克，米酒50毫升。

◉ 做法

①大虾剪去须脚，在虾背上划开，以挑去泥肠，用清水冲洗干净，备用。②鹿茸去除绒毛（也可用鹿茸切片代替），与枸杞一起用米酒泡20分钟左右。③将备好的大虾放入盘中，浇入鹿茸、枸杞和酒汁。④将盘子放入沸水锅中，隔水蒸8分钟即成。

◉ 药膳功效

　　鹿茸可温肾壮阳、强筋健胃、生精益血，可用于改善性机能，治疗男子阳痿、女性虚寒白带、久不受孕、精血两亏等病症。与补肾壮阳的虾子同食，可更有效地发挥其补肾益阳的效果。本菜品可有效地改善遗精、阳痿、腰酸腿软、虚寒怕冷的症状，对于提升精子质量很有效果。

🚹 补肾养肺+强筋健骨

三仙烩猪腰

◎ 材料

【药材】 当归、党参、山药各10克。

【食材】 猪腰500克，酱油、葱丝、蒜末、醋、姜丝、香油各适量。

◎ 做法

①将猪腰洗净切开，去除筋膜和腺线，处理干净放入锅中，加当归、党参、山药，再加适量清水直到盖过所有材料。②将猪腰炖煮至熟透为止，捞出猪腰，待冷却后分切成薄片，摆放在盘中。③在猪腰中浇上酱油、醋、葱丝、姜丝、蒜末、香油等调味料调味即可。

◎ 药膳功效

本药膳中当归、党参、山药都是补气养血的中药材，三味合用有很好的益气养肾的作用。再加上猪腰的滋补作用，对治疗腰膝酸软无力有很好的效果。

🍒 食材百科

猪腰对肾虚有很好的补益作用，对男性而言有益精气，治疗肾虚的疗效。此外，猪腰还适宜女性食用，加葱姜、白米煮粥，可治产后虚汗、发热、肢体疼痛。

🚹 滋补肾气+减轻腹泻

板栗排骨汤

◎ 材料

【药材】 板栗250克。

【食材】 排骨500克，胡萝卜1根，盐1小匙。

◎ 做法

①将板栗剥去壳放入沸水中煮熟，备用；胡萝卜削去皮、冲净，切成小方块。②排骨洗净放入沸水氽烫，捞出备用；之后将所有的材料放入锅中，加水至盖过材料。③大火煮开后，再改用小火煮30分钟左右，煮好后加入适当的调味料即可。

◎ 药膳功效

本药膳可以益气血、养胃、补肾、健肝脾；还有治疗腰腿酸疼、舒筋活络的功效。排骨可以补血益气，栗子中的钾有助维持正常心跳规律，纤维素还能润肠通便。

🍒 食材百科

板栗经常食用能补脾健胃、补肾强筋、活血止血。对肾虚有良好的疗效，特别适合老年肾虚、大便溏泻者食用，被称为"肾之果"。但栗子生吃不易消化，熟食过多则易滞气，所以最好在两餐之间把栗子当成零食，或做在饭菜里吃。

益气养肾

对症药材
① 枸杞　② 海马
③ 麦门冬　④ 巴戟天
⑤ 五味子　⑥ 白果

◄ 麦门冬

对症食材
① 大米　② 板栗
③ 鸡肉　④ 虾
⑤ 海参　⑥ 香菇

◄ 海参

❋ 人体中的气存在于五脏六腑，包括胃气、肺气、肝气、肾气等等。其中肾气主管人的生长发育和生殖机能，肾气不足就需要益气养肾。

健康诊所

（病因探究）肾虚指肾脏功能减弱。肾之阴阳俱虚，肾气化生不足。肾气虚与肾阳虚有一定的关系，只是程度有所不同，肾气虚严重者可以发展为肾阳虚；反过来肾阳虚可以好转为肾气虚，继而渐渐痊愈。

（症状剖析）男性常见的症状有滑精早泄，尿后滴沥不尽，小便次数多而尿液清白。还会有腰膝酸软、听力减退、乏力气短、腿脚沉重、手脚冰凉等症状同时出现。

本草药典　海马

（性味）味甘性温。

（挑选）表面黄白色，有光泽，背部有鳍，骨质坚硬。

（禁忌）阴虚有热者不宜服用。

功效

- 保护神经细胞，抗衰老
- 镇静安神，有止咳平喘的作用
- 治疗跌打损伤，血瘀作痛
- 类性激素样作用，治疗阳痿

饮食宜忌

（宜）✓ 平时的食物可以多吃核桃、灵芝、韭菜、羊肉、狗肉、猪腰、牛肉、枸杞叶、板栗、鸡肉等。

（忌）✗ 避免吃寒凉的食物如冷饮，或者香蕉、火龙果、海带等。

保健小提示

　　肾气虚的人可以选择按摩来调养。在太渊、内关、肾俞穴，以及关元、照海、血海，用拇指或者食指，稍微用力垂直点按，每天早晚各一次，每个穴位每次点按170下。

(♥) 滋肾益精+补虚养气

海鲜山药饼

(●) 材料

【药材】黄精15克，枸杞10克。

【食材】虾仁35克，鲜干贝2颗，花枝50克，花椰菜1朵，玉米粒3大匙，玉米粉1/3匙，奶粉1大匙，山药粉2/3杯，盐适量，色拉油1大匙。

(●) 做法

①黄精洗净，用水煮滚，转小火熬出汤汁备用；虾仁洗净去泥肠；枸杞、干贝、花枝、花椰菜分别洗净切小丁。②药汤与备好的菜丁，以及奶粉、色拉油等材料一起搅匀，做成面糊，煎成金黄色即可。

(●) 药膳功效

山药中含有消化酶，能促进蛋白质和淀粉的分解，是消化不良者的保健品。它还具有补脾益肾、养肺、止泻、敛汗之功效，是很好的进补"食物药"。此外，海鲜更有滋补功效，海鲜和山药同食，可以更有效地发挥其补肾益阳的效果。

(♥) 益气补肾+增强抵抗力

海马虾仁童子鸡

(●) 材料

【药材】海马10克。

【食材】虾仁15克，童子鸡1只，米酒、葱段、蒜、味精、盐、生姜、淀粉、清汤各适量。

(●) 做法

①将童子鸡处理干净，洗去血水，然后放入沸水中氽烫煮熟，剁成小块备用。②将海马、虾仁用温水洗净，泡10分钟，放在鸡肉上。③加入白葱段、生姜、蒜及鸡汤适量，上笼蒸烂，把鸡肉扣入碗中，加入调味料后，再淋上淀粉水勾芡即成。

(●) 药膳功效

体力明显衰退、性欲降低者可常食这道菜，肾虚、阳痿患者食用此菜品也会有显著的疗效。此菜品可以促进精子的生成与活力，更可增进性腺机能、增强抵抗力、补充体力与活力，对肾气虚弱所导致的性功能衰退有明显的治疗效果。

滋补肾气+增强体力

板栗枸杞粥

材料

【药材】枸杞100克。

【食材】板栗200克，盐6克，大米100克。

做法

①将大米用清水淘洗干净；板栗用水烫过冲凉，剥壳备用。②在砂锅中加入清水，投入备好的板栗和大米，用小火一起熬煮成粥。大约需要70分钟。③快煮好时撒上枸杞，加入调味料，然后再煲煮入味即可。

药膳功效

　　此粥可以滋补肾气、改善体虚气短、腰酸腿软等症状，对于刺激性激素分泌、防止性功能衰退、提高生育能力有很大帮助。正常人服用也可以起到补充体力、增强体质、提高抗病能力的作用。

食材百科

　　板栗能补脾养胃，强肾补筋，活血止血，用于食欲不振、反胃和慢性腹泻。还能预防高血压、冠心病、动脉硬化等疾病。栗子炖羊肉是营养丰富的滋补美食。

补阳助性+调理肾亏

巴戟天海参煲

材料

【药材】巴戟天15克，白果10克。

【食材】海参300克，绞肉150克，胡萝卜80克，白菜1棵，盐5克，酱油3克，白胡椒粉少量，醋6克，糖适量，淀粉5克。

做法

①海参洗净，去掉海参腔肠，汆烫后捞起，切大块；胡萝卜切片；绞肉加盐和胡椒粉拌均匀，然后捏成小肉丸。②锅内加一碗水，将巴戟天、胡萝卜、肉丸等加入并煮开，加盐、酱油、醋、糖调味。③再加入海参、白果煮沸，然后加入洗净的白菜，再煮沸时用淀粉水勾芡后即可起锅。

本草详解

　　海参能补肾，益精髓，摄小便，壮阳疗痿。一般以体形大，肉质厚的刺参为上品。发好的海参保存最好不超过3天，而且要放入冰箱中。夏天吃海参，可以选择凉拌，将发好的海参用热水焯一下，切丝拌入佐料即可。

强心利尿+保健性腺

参麦五味乌鸡汤

材料

【药材】人参片15克，麦门冬25克，五味子10克。

【食材】乌骨鸡腿1只，盐1匙。

做法

①将乌骨鸡腿洗净，剁块，放入沸水氽烫，去除血水，备用。②将乌骨鸡腿及人参片、麦门冬、五味子盛入煮锅中，加适量水（大约7碗水左右）直至盖过所有的材料。③以大火煮沸，然后转小火续煮30分钟左右，快熟前加盐调味即成。

药膳功效

现代医学认为麦门冬具有强心、利尿、抗菌的作用，主治热病伤津、口渴、咽干、肺热燥咳、肺结核咯血、咽喉痛等病症。人参可以补充能量、促进性腺功能的发育、提升精子质量。五味子则具有安神宁心、改善睡眠的疗效。

消除疲劳+补脾养肾

枸杞鱼片粥

材料

【药材】枸杞5克。

【食材】鲷鱼30克，白饭100克，香菇丝10克，笋丝10克，高汤5克。

做法

①鲷鱼去内脏，剖解、洗净，切薄片；枸杞泡温水备用。②香菇丝、高汤、笋丝、白饭放入煮锅，倒入适量清水，熬成粥状。③最后加入枸杞、鲷鱼片煮熟即可食用。调味料可根据个人口味适当添加。

药膳功效

中医认为，枸杞具有降低胆固醇、兴奋大脑神经、增强免疫功能、抗衰老和美容、补脾肾、益精血等功效，因此吃枸杞可以消除疲劳。适宜体倦乏力、头晕眼花、腰膝酸软等患者食用，也是中老年人常用的滋补佳品。

骨质疏松

对症药材
① 人参　② 五加皮
③ 川牛膝　④ 杜仲
⑤ 银耳

◀ 川牛膝

对症食材
① 蔬菜　② 鱼丸
③ 乌鸡　④ 木耳
⑤ 苜蓿　⑥ 芹菜

◀ 芹菜

❋ 中老年人常常会出现腰痛、驼背、腿疼等症状，这就有可能是骨质疏松了。由于激素等的变化，骨质疏松多发生在更年期之后。

健康诊所

病因探究 骨质疏松症是因为构成骨成分的钙质、蛋白质等比例不断减少，而导致的骨质变薄、骨脆性增加，是全身骨代谢障碍的疾病。骨支撑体重的作用减弱，导致突发的和不可预料的骨折发生的危险性增加。

症状剖析 原发性骨质疏松症引起的疼痛沿脊柱向两侧扩散，直立时后伸或久立、久坐时疼痛加剧，弯腰、肌肉运动、咳嗽、大便用力时加重。随着年龄增长，会驼背，并且易发生骨折。

本草药典　五加皮

功效

性味 味甘、苦、性温。

挑选 表皮灰棕色，折断面平坦。

禁忌 阴虚火旺者慎服。

风湿痹痛、筋骨拘挛、腰膝酸痛等症

具有抗炎及镇静解热作用

与茯苓皮、生姜皮等药同用，治水肿、小便不利

与牛膝、续断等药同用，治腰膝酸疼

饮食宜忌

宜
- ✓ 多吃含钙丰富的食品，比如虾皮、蛋类、肉类、海带等。
- ✓ 多吃牛奶和奶制品，还有大豆和鱼类，这些都可以帮助钙的吸收。

忌
- ✗ 不宜多吃糖或喝咖啡，也不宜吃得过咸。
- ✗ 不宜食含较多草酸的蔬菜，如菠菜、苋菜等。

保健小提示

单纯的服用钙片效果不是很好，因为钙质的吸收需要维生素D和蛋白质一起配合完成。所以在补钙的同时再补充一些富含维生素D的食物，如奶制品、胡萝卜、白薯、绿叶蔬菜、栗子、蛋、鱼卵、豌豆苗等。

祛湿消肿+补肝益肾

五加皮烧牛肉

材料

【药材】 五加皮、杜仲各1.5钱。

【食材】 牛肉半斤，葱1根（切段），米酒少许，胡萝卜1/3根，淀粉半小匙，橄榄菜1把，酱油、姜末、香油、盐少许。

做法

①把药材熬煮成半碗药汁；橄榄菜切大段，加一些盐及米酒汆烫。②牛肉切片，拌入姜末、米酒等搅拌均匀，再腌渍20分钟左右。③将葱爆香，与腌好的牛肉一同拌炒；牛肉快熟时倒入药汁、胡萝卜片一起炒即成。

食材百科

牛肉能补中益气、滋养脾胃、强健筋骨，适用体虚乏力、筋骨酸软、贫血久病及面黄目眩的人食用。牛肉不宜常吃，也不宜多吃，一周一次为宜。在烹饪时，加入一个山楂、一块橘皮或少许茶叶，牛肉就很容易煮烂了。

健脾益气+补钙壮骨

大骨高汤

材料

【药材】 枸杞5克。

【食材】 大骨1000克，香菇30克，高丽菜、胡萝卜、白萝卜各200克，黄豆芽100克，玉米200克，醋适量。

做法

①大骨洗净、汆烫，泡水30分钟。②将香菇、高丽菜、胡萝卜、白萝卜、黄豆芽、玉米等材料分别洗净、沥水备用。③取5升水倒入锅中，开中火煮滚，加入所有材料。③转小火续煮3小时，再将材料过滤即成。

药膳功效

用猪骨所熬出来的高汤，口味香醇浓郁，很适合搭配肉类入粥。另外，牛骨和鸡架大骨也可用来做大骨高汤。在做高汤时，还可根据个人口味，适当添加葱丝和姜丝等材料，如此味道会更鲜美。

牛膝蔬菜鱼丸

◉ 材料

【药材】牛膝3钱。

【食材】鱼丸300克，蔬菜、豆腐（随自己喜爱搭配）、酱油适量。

◉ 做法

①将牛膝加2杯水，用小火煮取1杯量，滤渣备用。②锅中加5杯水，先将鱼丸煮至将熟时，放入蔬菜、豆腐煮熟，大约3分钟。③再加入牛膝药汁略煮，可根据个人口味，适当添加调味料，盛盘即可。

◉ 药膳功效

　　本药膳能活血通络，壮骨强筋，还有利尿消水的作用。牛膝搭配鱼丸和豆腐，既能治疗腰膝酸软，又能充分补充钙质和维生素，有利于滋补肾阴，有益于强健身体。本药膳不仅适合男性，女性也可食用。

◉ 本草详解

　　牛膝能改善肝功能，还有降低胆固醇的作用。酒炙后，有活血祛瘀、通经止痛作用；盐炙后，则主要有补肝肾、强筋骨之效。兼治女子月闭血枯，催生下胎。以条长、皮细肉肥、色黄白者为佳。

◉ 食材百科

　　鱼丸的做法是：取鱼肉500克，剁成鱼泥，加水50毫升和葱姜汁25克，精盐适量，顺着一个方向搅匀。变粘之后，再加入3个蛋清、湿淀粉50克，继续搅拌均匀。挤成丸子放入冷水中，煮沸后漂起即熟。

👤 活血补心+强筋行气

鲜人参炖乌鸡

🔵 材料

【药材】 人参2根。

【食材】 猪瘦肉200克，乌骨鸡650克，火腿30克，生姜2片，花雕酒3克，味精4克，盐2克，鸡粉15克，浓缩鸡汁5克。

🔵 做法

①将乌骨鸡去毛，在背部剖开去内脏，猪瘦肉切片，火腿切粒。②将所有的肉料氽烫去除血水后，加入其他材料，然后装入盅内，移入锅中隔水炖4小时。③在炖好的汤中加入所有调味料即可。

🔵 药膳功效

鸡肉嫩滑鲜美，但鸡汤中从鸡油、鸡皮、肉与骨中所溶解出来的含水溶性小分子蛋白质及脂肪类的浮油，最好将其捞出，以减少油脂的摄取量，避免肥胖。人参与鸡都是大补食品，体质燥热者，不宜食用。注意在烹饪时，乌鸡一定要去净血污，炖出来的汤才不会有一层漂浮物在汤面上。

👥 滋阴养胃+补脑强心

黑白木耳炒芹菜

🔵 材料

【药材】 干黑木耳、白木耳各5钱。

【食材】 芹菜茎、胡萝卜、黑芝麻、白芝麻、姜、砂糖、芝麻油各适量。

🔵 做法

①黑木耳、白木耳以温水泡开、洗净；芹菜切段；胡萝卜切丝。上述材料皆以开水氽烫，捞起备用。②将黑、白芝麻以芝麻油爆香，拌入所有食材即可起锅，最后加入盐、糖腌渍30分钟即可。

🔵 药膳功效

这道菜富含胶质，对骨质疏松症有良好的预防效果。因为黑、白木耳具有滋阴养胃、益气活血、生津润肺、补脑强心的作用，可用于主治崩漏，痔疮、便秘出血、下痢便血等症状。也适用于高血压、创伤出血、月经不调以及血管硬化等病症。

第五章·补血护心篇

当归芍药炖排骨

海马排骨汤　田七蛋花汤

川芎黄芪炖鱼头　当归苁蓉炖羊肉

半枝莲蛇舌草茶

山药煮鲑鱼　枸杞地黄肠粉

花椰菜炒蛤蜊

党参枸杞红枣汤　山药肉金黄鳝汤

杜仲煮牛肉　百合小黄瓜

甜酒煮灵芝　玉米红枣瘦肉粥

西芹多味鸡

酸枣仁白米粥　猴头菇螺头汤　大黄绿豆汤

何首乌炒猪肝　当归生地烧羊肉　阿胶牛肉汤

黄芪甘草鱼汤

桂圆煲猪心

松仁雪花粥

补血护心篇
特效药材推荐

杜仲

[功效]
镇静强心，降压降脂。

[挑选]
外面黄棕色，内面黑褐色有光泽，折断时白丝多。

[禁忌]
杜仲性味平和，诸无所忌。

党参

[功效]
活血行气，祛风止痛。

[挑选]
质稍硬或略带韧性，中间木芯淡黄色，有特殊香气，味微甜。

[禁忌]
月经过多、孕妇亦忌用。

当归

[功效]
补血活血，调经止痛。

[挑选]
外皮细密，黄棕色至棕褐色，质柔韧，断面黄白色，有黄棕色环状纹。

[禁忌]
慢性腹泻者忌食。

川芎

[功效]
活血行气，祛风止痛。

[挑选]
面黄褐色，以质坚实、断面色黄白、油性大、香气浓者为佳。

[禁忌]
月经过多、孕妇亦忌用。

海马

[功效]
镇静安神，延缓衰老。

[挑选]
表面黄白色，有光泽，背部有鳍，骨质坚硬。

[禁忌]
阴虚有热者不宜服用。

枸杞

[功效]
补肾益精，养肝明目。

[挑选]
果实饱满，红色或紫红色，质柔软，味甜，大小均匀，肉厚而籽少。

[禁忌]
脾虚有湿及泄泻者忌服。

桂圆

[功效]
益气补血，养血安神。

[挑选]
外壳粗糙、颜色黯淡的，果肉洁白光亮的新鲜。

[禁忌]
孕妇不宜过多食用。

半枝莲

[功效]
活血祛瘀、消肿止痛。

[挑选]
全草质柔软，易折断，气微、味苦涩，以色绿、味苦者为佳。

[禁忌]
孕妇禁服。

特效食材推荐

芹菜

[功效] 平肝减压，利水消肿。
[挑选] 以梗不长，菜叶翠绿稀少、不枯黄，菜梗粗壮的为佳。
[禁忌] 血压偏低者慎食。

花生

[功效] 温肺补脾，和胃强肝。
[挑选] 外壳土黄色，果仁饱满，呈白浅红色，无异味。
[禁忌] 腹胀消化不良者慎用。

玉米

[功效] 益肺宁心，健脾开胃。
[挑选] 籽粒外表半透明有光泽、粒色金黄，坚硬饱满者佳。
[禁忌] 忌和田螺同食。

松仁

[功效] 养血润肠，润肺止咳。
[挑选] 颗粒仁丰满、大而均匀、色泽光亮、干燥者佳。
[禁忌] 大便稀溏或有痰湿者禁用。

胡桃

[功效] 补脑益智，润肠通便。
[挑选] 选择没有虫子蛀过的且具重量感的核桃。
[禁忌] 内热盛及痰湿重者均不宜食用。

活血化瘀

❀ 当人体里的气血不能正常循环流动时，就会发生气滞血瘀。会导致长斑、关节痛、消化不良等症状。

对症药材

① 海马　② 当归
③ 黑枣　④ 川芎
⑤ 枸杞　⑥ 半枝莲

◀ 半枝莲

对症食材

① 排骨　② 胡萝卜
③ 核桃　④ 羊肉
⑤ 鸡蛋　⑥ 生姜

◀ 排骨

健康诊所

病因探究 瘀血的主要症状是血行迟缓不畅，常因情绪意志长期抑郁，或久居寒冷地区，以及脏腑功能失调所造成。临床表现为疼痛，甚至形成肿块。活血化瘀，即用具有消散作用的或能攻逐体内瘀血的药物治疗瘀血病证的方法。

症状剖析 瘀血的人会心悸、心律不齐；平常面色晦暗，雀斑色斑多；眼睛里常有红血丝；皮下毛细血管明显，下肢静脉曲张；慢性关节痛、肩膀发酸、头痛；胃部感觉饱胀，按压时有不适感。

本草药典　川芎

性味 味甘，性温。

挑选 香气浓、油性大者为佳。

禁忌 高血压及阴虚火旺者均忌食。

功效

补肝血，润肝燥，壮筋骨

治疗风寒或风热头痛、偏头痛、血管神经性头痛

行气开郁，祛风燥湿，活血止痛

燥湿，止泻痢，行气开郁

饮食宜忌

宜
- ✓ 血瘀者如果症状较轻，可以使用黄芪泡水代茶饮，每天放十几片，喝到没有味道、没有颜色为止。
- ✓ 平时应多食具有活血化瘀功效的食物，如山楂、醋、玫瑰花、金橘、油菜、番木瓜等。

忌
- ✓ 可以适当饮酒，如黄酒、葡萄酒、白酒等，对促进血液循环有益。

保健小提示

精油按摩有很好的活血化瘀效果，按摩最好是在刚洗完澡时。推荐使用薄荷精油、玫瑰精油、茉莉花精油、玉兰花精油、柠檬精油、茴香精油、生姜精油、肉桂精油等。

活血祛瘀+增强抵抗力　海马排骨汤

● 材料

【药材】海马2只。

【食材】排骨220克，胡萝卜50克，味精0.5克，鸡精0.55克，盐1克。

● 做法

①将排骨洗净，剁成若干块，氽烫备用；胡萝卜洗净切成小方块。②将所有的材料放入汤煲中，放入适量水（水量不要太多，能盖过材料即可），用小火煲熟。快熟时放入所有的调味料即可。

● 药膳功效

此药膳可活血化瘀、补肾壮阳、增强抵抗力，用于治疗肾阳虚弱、夜尿频繁等症状。女性服用还可治疗由体虚所引起的白带增多症状。需要注意的是阴虚内热、脾胃虚弱者不宜服用此汤。

散瘀止血+消肿安神　田七蛋花汤

● 材料

【药材】田七10克。

【食材】鸡蛋2个，盐少许。

● 做法

①将田七去除杂质，洗净；锅置火上，倒入适量清水，将田七加水煮片刻，捞起，沥干，备用。②另起锅，倒入适量水，待烧开后，打入鸡蛋煮至熟。③再将备好的田七放入锅中，待再次煮沸后，加入盐调味即可熄火，盛入碗中。

● 药膳功效

本药膳中的田七为主要药材，有利于增强记忆能力，并有明显的镇痛作用，特别是对头晕、头痛、共济失调、语言障碍等症状有明显改善作用。

🌿 本草详解

田七味苦、微甜。散瘀止血，消肿止痛。用于各种内、外出血，胸腹刺痛，跌打损伤。调节血糖、降低血脂、抑制动脉硬化，增强记忆力，提高免疫力，抗肿瘤，保肝、抗炎。

补血活血+润肠调经

当归芍药炖排骨

◉ 材料

【药材】当归、芍药、熟地、丹参各3钱，川芎1.5钱，田七1.5钱。

【食材】排骨1斤，米酒1瓶，水4碗。

◉ 做法

①将排骨洗净，氽烫去腥，再用冷开水冲洗干净，沥水，备用。②将当归、芍药、熟地、丹参、川芎入水煮沸，放入排骨，加米酒，待水煮开，转小火，续煮 30 分钟。③最后加入磨成粉的田七拌匀，适度调味即可。

🌿 本草详解

　　丹参既能补血，又能活血，常用于脸色萎黄、嘴唇及指甲苍白、头晕眼花、心慌心悸、舌质淡等病症；也可用于少血色等血虚症，是女性的调养佳品，凡妇女月经不顺、血虚经闭、胎产诸病症均可使用；此外，还可用于疗治血虚、肠燥、便秘等病。

补血活血+祛风养肺

川芎黄芪炖鱼头

◉ 材料

【药材】川芎3小片，枸杞10克，黄芪2小片。

【食材】鱼头1个，丝瓜200克，姜、葱适量。

◉ 做法

①鱼头去鳞、鳃，洗净，剁成大块备用；丝瓜去皮，切成块状。②锅内放入高汤、川芎、黄芪、姜片、枸杞煮 10 分钟，待发出香味后，改用小火保持微沸。③把鱼头摆回原形，和丝瓜块放入汤中，用小火煮 15 分钟，加调料即可。

🍒 食材百科

　　做鱼头时，首先要清理干净鱼鳃，洗净鱼嘴里的黏液。烹调时要水热时入锅，炖出的鱼汤才是奶白色的，而且味道鲜美香浓。汤中不可少葱姜去腥调味，汤熟之后还可以撒入香菜调味。

◉ 药膳功效

　　此汤具有行气活血、祛风止痛的功效，可用于预防头晕、头痛。可治身体虚弱的妇女洗头之后头痛、头晕、妇女产后头痛等。其中丝瓜可以活血通乳、化痰止痛，但脾湿胃寒的人不宜多食。

改善肾亏+治疗阳痿

当归苁蓉炖羊肉

◎ 材料

【药材】当归2钱，肉苁蓉3钱，淮山5钱，桂枝1钱，黑枣6颗。

【食材】核桃3钱，羊肉半斤，姜3片，米酒少许。

◎ 做法

①先将羊肉洗净，在沸水中氽烫一下，去除血水和羊骚味。②将所有药材放入锅中，羊肉置于药材上方，再加入少量米酒及适量水（水量盖过材料即可）。③用大火煮滚后，再转小火炖约40分钟即可。

◎ 药膳功效

本药膳具有补气养血、促进血液循环的良好功效，气血瘀滞不畅的人可以借助这道菜得到改善。当归和羊肉搭配，是产后的补益佳品，对产后身体虚弱、营养不良、贫血低热、汗多怕冷等症状有明显的疗效。

清热化瘀+利尿除湿

半枝莲蛇舌草茶

◎ 材料

【药材】白花蛇舌草50克。

【食材】半枝莲50克。

◎ 做法

①将半枝莲、白花蛇舌草冲净，盛入煮锅。②加水至盖满材料，以大火煮开，再转小火慢煮30分钟。③去渣取汁当茶饮。

◎ 药膳功效

本药膳具有清热、解毒、散瘀、止血、止痛的功效。另外本药膳还可抗癌。其中白花蛇舌草性寒味甘苦，归心、肺、肝、大肠经，具有清热解毒、收敛利湿、消痈散结的功效。

本草详解

半枝莲味辛甘淡，具有清热解毒，活血祛瘀、消肿止痛、抗癌等功能，常用于各种肿瘤及尿毒症等疾病。单用30克煎服，可治疗痈疮肿毒，并有利尿作用；配红枣，是治疗肝病的良方。

调节血糖

对症药材

❶枸杞　❷红枣
❸熟地黄　❹山药
❺鸡内金　❻白茅根

◀鸡内金

对症食材

❶胡萝卜　❷海带
❸芹菜　❹白萝卜
❺绿花椰菜　❻蛤蜊

◀白萝卜

❀ 血糖是血液带给身体各个器官的能量物质，是维持各个生理功能正常的基础。血糖过高或者过低都会对身体造成损害。

健康诊所

病因探究 低血糖是指由于营养不良或代谢失调等原因引起的血糖低于正常水平。血糖含量超过正常水平的称为高血糖，当血糖浓度超过一定限度，就会有部分糖随尿液排出，形成糖尿。

症状剖析 高血糖有多尿、口渴、多饮的症状。病人体重减轻、形体消瘦，以致疲乏无力，精神不振。低血糖患者会出虚汗，头晕，心跳加快，颤抖，常有饥饿感，无力，手足发麻。

本草药典 · 苍术

（**性味**）味苦、辛、性温。

（**挑选**）表面灰棕色，质坚实，断面黄白色或灰白色。

（**禁忌**）阴虚内热，气虚多汗者忌服。

功效

治夜盲症，有明目的作用

治外感风寒，头痛发热，恶寒无汗

能降低血糖，缓解糖尿病症状

杀菌止痒，可用于皮肤黏膜感染

饮食宜忌

（宜）
- ✓ 宜食高纤维食物，如粗粮、含纤维高的蔬菜。
- ✓ 保证蛋白质的摄入量，选用具有消渴降糖功效的药食兼用品，如枸杞子、黄鳝、泥鳅、玉米须、猪肚、南瓜籽、西瓜皮、冬瓜皮、苦瓜等。

（忌）
- ✗ 避免高糖食物，少食淀粉含量过多的食物。

保健小提示

低血糖的人要注意随身携带一些含糖丰富的食物，甜巧克力是不错的选择。其中丰富的糖分能够迅速恢复血糖，巧克力中的可可脂还有轻微的兴奋作用，使血管收缩，升高血压。

健脾养胃+滋肾益精

山药煮鲑鱼

材料

【药材】 山药20克。

【食材】 鲑鱼80克，胡萝卜10克，海带10克，芹菜末15克。

做法

①鲑鱼洗净、切块，下水汆烫，去腥味；山药、胡萝卜削皮，洗净，切小丁；海带洗净，切小片备用。②山药丁、胡萝卜丁、海带片放入锅中，加3碗水煮沸，转中火熬成1碗水。③加鲑鱼块煮熟，撒上芹菜末即可食用。

药膳功效

本药膳的主要功效是降血糖。山药含有可溶性纤维，能推迟胃内食物的排空，控制饭后血糖升高。还能助消化、降血糖，可用于糖尿病脾虚泄泻，小便频数。

食材百科

鲑鱼也就是我们常说的三文鱼。其中含有的虾青素能有效预防心脏病、糖尿病、动脉硬化等疾病。鲑鱼肉颜色越深越新鲜，用手按时鱼肉紧实、有弹性，白色脂肪线清晰不模糊的品质好。

养血降糖+补益肝肾

枸杞地黄肠粉

材料

【药材】 红枣2克，熟地黄5克，枸杞3克。

【食材】 虾仁20克，韭菜80克，猪肉丝4克，香菜1克，河粉100克，淀粉、米酒各5克，甜辣酱、盐、酱油各3克。

做法

①药材入碗，加水用中火蒸煮30分钟，制成药汁备用。②虾仁去泥肠，猪肉丝、虾仁放入碗里，腌渍15分钟。③河粉切块，包入备好的材料，蒸6分钟，出锅时将药汁淋在肠粉上，撒上香菜即可。

药膳功效

肠粉口感滑爽，搭配虾仁韭菜鲜爽可口，是别具特色的美食。本药膳含有多种营养成分，不仅能消炎杀菌，还能补钙。其中的虾仁能够补益肝肾、滋养气血、降血糖。但是患有阴虚内热及疮疡、目疾的病人忌食。

补肝降糖+利尿消渴　花椰菜炒蛤蜊

◎ 材料

【药材】　白茅根1.5两。

【食材】　胡萝卜、白萝卜各1个，绿花椰菜半朵，蛤蜊1斤，淀粉、葱丝各适量。

◎ 做法

①白茅根加水煮15分钟后，沥浮渣；蛤蜊蒸好挖出蛤肉备用；绿花椰菜烫熟备用。

②胡萝卜、白萝卜切块，汆烫，捞起备用。

③烧热油锅，加入胡萝卜、白萝卜、白茅根及水，以小火煨煮至熟软，再加入绿花椰菜，以淀粉勾芡，最后将蛤肉淋上即可。

◎ 药膳功效

　　本药膳具有很好的降血糖功能。富含纤维素的花椰菜能有效降低肠胃对葡萄糖的吸收，进而能够降低血糖，有效控制糖尿病的病情，对高血压、心脏病也有调节和预防的功用。

本草详解

　　白茅根能解热镇痛，可治疗热病烦渴、胃热呕逆、肺热喘咳等。有利尿作用，适合肾炎、膀胱炎、尿道炎等泌尿系统感染者食用。对高血压、糖尿病有一定治疗效果。以条粗、色白、味甜者为佳。

食材百科

　　蛤蜊能滋阴润燥、利尿消肿、软坚散结。购买蛤蜊要选择贝壳紧闭的，开口的是已经死了。最好用水浸泡半天让其吐净泥沙。烹饪蛤蜊时，要去除其肠道并彻底煮熟，否则易腹泻。

滋肾固精+补血降糖

党参枸杞红枣汤

材料

【药材】党参20克，枸杞12克，红枣12克。

【食材】白糖适量（或盐，视个人口味调整）。

做法

①将党参洗净切成段备用。再将红枣、枸杞放入清水中浸泡5分钟后再捞出备用。②将所有的材料放入砂锅中，然后放入适量的清水，一起煮沸。③煮沸后改用小火再煲10分钟左右，将党参挑出，喝汤时只吃枸杞、红枣。

药膳功效

此汤可以滋肾固精，能够治疗阳痿、早泄、滑精等不禁之症，对于体虚滑脱等症状疗效显著。党参可以补中益气、和脾胃、补血、降压，对于各种原因引起的衰弱症、贫血等病症有显著疗效。此外，党参还可以治疗肾炎，减轻尿蛋白排出。

安神益肺+调节血糖

山药内金黄鳝汤

材料

【药材】山药150克，鸡内金10克。

【食材】黄鳝1条（约100克），生姜3片，盐适量。

做法

①鸡内金、山药洗净；生姜洗净，切片。②黄鳝剖开洗净，去除内脏，在开水锅中稍煮，捞起，过冷水，刮去黏液，切成长段。③全部材料放入砂煲内，加适量清水，煮沸后改用小火煲1小时～2小时,加盐调味即可食用。

药膳功效

本药膳具有调节血糖、益肺气等功效。山药能有效抑制血糖升高，帮助消化。药膳中的黄鳝，含降低血糖和调节血糖的"鳝鱼素"，且所含脂肪极少，是糖尿病患者的理想食品。

本草详解

鸡内金可治疗饮食积滞，并能健运脾胃。广泛用于米面、薯芋、肉食等各种食滞症。症状较轻的，单用研末服有效；可与山楂、麦芽、青皮等同用，治积食胀满；与白术、山药、使君子等同用，治小儿疳积。

稳定血压

对症药材
1. 杜仲　2. 陈皮
3. 川芎　4. 当归
5. 灵芝　6. 酸枣仁

◀ 灵芝

对症食材
1. 菠萝　2. 洋葱
3. 绿豆　4. 玉米
5. 西芹　6. 南瓜

◀ 洋葱

☀ 人的心脏收缩和血液在血管壁中的流动，构成血压，包括收缩压和舒张压两个指标。血压不正常的情况可分为高血压和低血压。

健康诊所

病因探究 高血压病是指在静息状态下动脉收缩压或舒张压增高，常伴有脂肪和糖代谢紊乱以及心、脑、肾和视网膜等器官的疾病。低血压一般是由先天性因素、心血管疾病或者身体虚弱引起的。

症状剖析 低血压患者突然站起时会感到头晕，眼前发黑、心慌，稍微休息后症状略有减轻，平时有头晕、乏力等症状。高血压会有头痛、眩晕、耳鸣、失眠、肢体麻木等症状，会导致心脏病变、肾脏损伤、脑出血等。

本草药典　玉米须

性味 性微温，味甘。

挑选 以柔软、有光泽，气清香者为佳。

禁忌 适合所有人群。

功效

- 降血压，缓解高血压引起的头晕
- 治疗女性产后腹痛、少乳
- 可降低血糖，缓解糖尿病的症状
- 利尿消炎，用于泌尿系统感染

饮食宜忌

宜
- ✓ 低血压病人宜选择高钠、高胆固醇的饮食，如动物脑、肝、蛋黄等。
- ✓ 高血压人群宜适量摄入蛋白质，多吃含钾、钙丰富而含钠低的食品。
- ✗ 高血压病人需限制盐的摄入量。

忌
- ✗ 低血压忌食生冷及寒凉、破气食物，忌玉米等降血压食物。

保健小提示

低血压患者起床时，应该慢慢起床。不要从蹲着、坐着的姿势突然站起，应该先颈前屈到最大限度，再慢慢站起，10~15 秒钟后再走动。平时可以穿弹性袜，帮助下肢血液回流。

☷ 降低血压+提升体力

杜仲煮牛肉

☷ 材料

【药材】 杜仲20克，枸杞15克。

【食材】 瘦牛腿肉500克，绍兴酒2汤匙，姜片、葱段少许，鸡汤2大碗，盐适量。

☷ 做法

①牛肉洗净，放在热水中稍烫一下，去除血水，备用。②将杜仲和枸杞稍洗一下，然后和牛肉一起放入锅中，加适量水。③开大火煮沸后，再转小火将牛肉煮至熟烂，起锅前拣去杜仲、姜片和葱段，调味即可。

☷ 药膳功效

本药膳以补肝肾、强筋骨、降血压见长，适用于治疗肾虚腰痛、腰膝无力、高血压等病症。此外，牛肉使本菜品更具有提升体力、抵抗疲劳的效果。但阴虚火旺者需谨慎服用。

☷ 安神益气+降压利尿

百合小黄瓜

☷ 材料

【药材】 百合1两。

【食材】 小黄瓜1~2条，鸡汤块、盐、糖、淀粉少许。

☷ 做法

①百合洗净后入水汆烫；小黄瓜洗净切条后，以热水汆烫捞起。②将适量鸡汤块加入热水中溶解，放入百合、盐、糖等调味料，最后以淀粉勾芡。③将小黄瓜摆放至盘中，淋上百合勾芡酱料即可。

☷ 食材百科

黄瓜具有清热、解毒、利尿的功效，还是很好的美容食材。可防治酒精中毒，对酒精性肝硬化也有辅助治疗作用。含有丰富的维生素B，对改善大脑和神经系统功能有利，能安神定志，辅助治疗失眠症。

甜酒煮灵芝

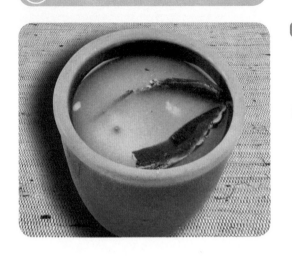

材料

【药材】 灵芝50克。
【食材】 甜酒1千克，蜂蜜20克。

做法

①将灵芝洗净，切成片、晾干。将锅洗净，锅中加水放入灵芝，以中火熬煮。②再加入甜酒，用小火慢慢熬煮，共煮至入味便可熄火。③冷却至35℃以下时，放入蜂蜜，搅拌均匀即可。

玉米红枣瘦肉粥

材料

【药材】 枸杞30克，红枣10颗。
【食材】 玉米粒、瘦肉各150克，糯米适量。

做法

①红枣、枸杞洗净，泡发30分钟，备用；瘦肉洗净，剁成肉末状；糯米可事先泡软，以便煮烂变稠。②起锅倒水，大火烧至水开，放入糯米，煮沸后放肉和红枣。③再次沸腾后转成小火，倒入玉米粒和枸杞，待沸腾后煮半个小时，即可。

药膳功效

此粥能帮助体内排毒，促进肠胃蠕动，并能排出体内多余的水分及预防便秘。有助于身体发育和健脾益胃，对于脾胃虚弱能起到补中益气、调理肠胃的作用，达到增加食欲和止泻的功效，是一款老少皆宜的药膳。

食材百科

糯米能缓解脾胃虚寒、食欲不佳、腹胀腹泻、尿频、自汗。但因不易消化，不宜多吃。糯米酒也有很好的滋补功效，做法是先将糯米加水适量，蒸熟。当温度降至50℃时均匀地撒上甜酒曲，装入容器中，密封，8~9天后即成。

益气安神+利尿降压

西芹多味鸡

◎ 材料

【药材】 红枣、川芎、当归各5克。

【食材】 鸡腿100克，西芹片10克，姜片、白话梅各5克，胡萝卜片10克，棉线、米酒、绍兴酒适量。

◎ 做法

①全部药材入锅，煮沸后滤取汤汁，备用。②鸡腿去骨、洗净，用棉线扎紧，入锅煮沸，以小火焖煮5分钟，取出后与汤汁、米酒、绍兴酒拌匀，冷藏1天待用。③将备好的胡萝卜片等辅料放在鸡腿上。

◎ 药膳功效

西芹有降压健脑、清肠利便、解毒消肿等功效，还有镇静和抗惊厥的作用。和性平味甘的鸡肉搭配，能起到很好的滋补的效果，有效治疗体虚引起的失眠多梦等症状。

🍒 食材百科

西芹能镇静安神、降低血压，可以切碎和大米一起煮西芹粥，或榨汁饮用，都有很好的效果。西芹还有明显的利尿作用，能辅助减肥。食用香气浓郁的芹菜叶效果更好。

镇静安神+养肝降压

酸枣仁白米粥

◎ 材料

【药材】 酸枣仁（熟）15克。

【食材】 白米100克，白砂糖适量，清水适量。

◎ 做法

①将酸枣仁、白米分别洗净，酸枣仁用刀切成碎末。②砂锅洗净置于火上，倒入白米，加水煮至粥将熟，加入酸枣仁末，搅拌均匀，再煮片刻。③起锅前，加入白砂糖，甜味由自己决定，调好味即可。

◎ 药膳功效

酸枣仁养心、安神、敛汗，和白米搭配煮粥有宁心、益气、镇静安神的作用。适用于神经衰弱、心悸、失眠、多梦等症。二者合用可改善睡眠，增强脑力。

🌿 本草详解

酸枣仁就是敲开酸枣核里面的种子。生酸枣仁提神醒脑，治疗嗜睡；把酸枣仁置锅内炒至呈微黄色，则有宁心安神的作用，治疗失眠。

降低血脂

 对症药材
① 熟地　② 山茱萸
③ 丹皮　④ 茯苓
⑤ 车前子　⑥ 大黄

对症食材
① 绿豆　② 猴头菇
③ 桂圆　④ 海苔
⑤ 苜蓿芽　⑥ 芹菜

◀ 山茱萸　◀ 绿豆

❀ 随着人们生活水平的提高，脂肪的摄入过多，运动减少，高血脂已经成了中年和老年人群的多发病，严重影响人们的身体健康。

健康诊所

（•病因探究）高血脂症是一种全身性疾病，脂肪代谢或运转异常使血浆中一种或多种脂质高于正常值称为高血脂症。可以由遗传因素、肝脏代谢障碍或者肥胖等原因引起。

（•症状剖析）一般表现为头晕、神疲乏力、失眠健忘、肢体麻木、胸闷、心悸等。发展严重后会导致脂肪肝、动脉硬化、脑血栓、心肌梗塞、眼底出血、高尿酸症、胰腺炎等多种并发症。

本草药典　大黄

（性味）味苦、性寒。

（挑选）黄棕色，无星点，气清香者为佳。

（禁忌）孕妇及月经期女性禁用。

功效

有快速止血作用，还能降低血脂

防治胃溃疡和十二指肠溃疡

利胆、保肝、促进胰液分泌

刺激肠蠕动，有通便泻下作用

饮食宜忌

（宜）
✓ 增加含钾的食物，并注意饮食中增加钙的摄入量。
✓ 多吃新鲜蔬菜和水果，多饮水，多吃富含维生素、无机盐和纤维素的食物。
✗ 减少糖类和甜食的摄入量，少吃蜂蜜、果汁、果酱、蜜饯等甜食。

（忌）
✗ 要控制脂肪和胆固醇摄入量，少吃食盐。

保健小提示

高血脂的人会时常有困倦感，但这时候不建议久坐或久卧。应该经常站起来走动或活动肢体，这样能促进血液循环，增加能量消耗、加快脂肪代谢，防止脂肪堆积。

◉ 滋阴润燥+降脂降压

玉竹西洋参茶

◉ 材料

【药材】西洋参3片，玉竹20克。
【食材】蜂蜜15毫升。

◉ 做法

①将买来的西洋参、玉竹洗净，沥干水分，备用。②砂锅洗净，放入西洋参和玉竹，先将玉竹与西洋参用沸水600毫升冲泡30分钟，到药味完全熬出。③用滤网滤净残渣，待药汁温凉后，才加入蜂蜜，搅拌均匀即可。

◉ 药膳功效

玉竹具有养阴、止渴、除烦躁的功效，还有降血脂的作用。西洋参具有抗老、防癌、除斑之功效。这道茶对于各种血虚症及病后气血不足的病人均适宜。需要注意的是，糖尿病人不要放蜂蜜，如需甜味，可以用甜味替代剂，如木糖醇、甜菊糖一起配合食用。

◉ 解毒清肠+降脂降糖

苜蓿芽寿司

◉ 材料

【药材】麦芽10克，生地8克。
【食材】白米1杯，寿司海苔片2片，苜蓿芽35克，细白糖1大匙，寿司醋2大匙，盐适量，棉布袋1个。

◉ 做法

①全部药材放入棉布袋，下锅以小火煮沸，约1分钟后关火，滤取药汁备用。②白米洗净，倒入药汁，移入电饭锅煮熟，趁热拌入细白糖、盐备用。③寿司海苔片摊平，铺上1/2的白饭，再放上1/2的苜蓿芽，卷成寿司形状即可。

◉ 药膳功效

本药膳有很好的解毒作用，苜蓿芽含有丰富的纤维素，能促进肠蠕动，润肠通便。生地则能清热生津，凉血止血，对控制血脂有很好的效果。海苔和寿司醋能有效地保护血管。苜蓿芽含有丰富的维生素E，能防止促进老化的过氧化脂质产生，强化血管以及使血液循环更顺畅。

猴头菇螺头汤

● 材料

【药材】 黄芪5克，玉竹5克，淮山10克，百合20克，猴头菇5克。

【食材】 螺头3个，桂圆20克，瘦肉100克，排骨100克，盐5克。

● 做法

①先将猴头菇用水浸泡20分钟，挤干水分；瘦肉洗净切片；排骨洗净剁段。②螺头加淮山浸泡至软，剩下的药材浸泡一下，沥干水分，备用。③将备好的材料与瘦肉、排骨一起放入煲内煮沸，转文火煲2小时，加调味料调味即可。

● 药膳功效

本药膳具有降低血糖和血脂，提高机体免疫能力的功效。猴头菇有很好的滋补作用，是冬季进补的优先选择，有健脾、养胃、祛湿的功效，猴头菇煮得越软越烂营养成分越能完全析出。

本草详解

猴头菇不仅能滋补，还能助消化，对胃炎、食道癌、胃溃疡、十二指肠溃疡等消化道疾病的疗效显著。常食猴头菇不仅对神经衰弱、失眠有特效，还能提高机体的免疫力，延缓衰老。

食材百科

海螺去掉内脏部分，即为螺头。具有清热明目、利膈益胃的功效。能治疗心腹热痛、肺热肺燥、双目昏花等病症。在烹饪前用盐和醋搓洗并浸泡，并烧煮至少10分钟以上，防止感染寄生虫。

🧑 清凉止血+解毒降脂

大黄绿豆汤

◉ 材料

【药材】 生大黄1钱，山楂6钱，车前子3钱，黄芪3钱。

【食材】 绿豆150克，红糖适量，水6碗。

◉ 做法

①将药材分别洗净，沥干水分，备用；绿豆泡发备用。②山楂、车前子、生大黄、黄芪加水煮开，再转慢火熬20分钟，滤取药汁，去渣，备用。③在药汁中加入泡好的绿豆，放入电饭锅煮烂，最后加适量红糖即可。

◉ 药膳功效

本药膳具有止血、保肝、降压、降低血液中胆固醇等作用。药膳中的绿豆还能起到排清体内毒素的作用，对热肿、热渴、热痢、痈疽、痘毒、斑疹等有一定的疗效。注意生大黄的用量要控制好，否则会引起腹泻。

🧑 补肝养血+解毒降脂

何首乌炒猪肝

◉ 材料

【药材】 何首乌20克。

【食材】 猪肝300克，韭菜250克，清水240毫升，淀粉5克，豆瓣酱8克，盐3克。

◉ 做法

①猪肝切片，入开水中滚烫，捞出沥干。②韭菜切小段，将何首乌放入清水中煮沸，转小火续煮10分钟后离火，滤取药汁与淀粉混合均匀。③起油锅，将韭菜和猪肝与豆瓣酱一起炒匀。

◉ 药膳功效

猪肝具有补肝、养血、明目的功效，可治血虚萎黄、夜盲、浮肿和脚气等症。它与菠菜搭配，也是一道很好的菜肴。韭菜具有行气、散血、解毒的药理作用，可治胸痹、反胃、吐血、血尿、痢疾、消渴、痔漏、脱肛、跌打损伤等症。但韭菜易使人胀气，故腹胀者可将韭菜量减少。

治疗贫血

对症药材

① 当归　② 生地
③ 柏子仁　④ 阿胶

◀柏子仁

对症食材

① 牛羊肉　② 干姜
③ 猪肝　④ 菠菜

◀菠菜

❋ 血液把营养输送到身体各个器官，再把废物带出体外。这些都依赖于血液的充足，一旦贫血新陈代谢就会受到影响。

健康诊所

(病因探究) 贫血是指血液中红血球的数量或红血球中血红蛋白的含量不足，是一种常见病。贫血有缺铁性贫血、先天性贫血、造血功能障碍、有毒物质引起的贫血，过度节食也会引起贫血。

(症状剖析) 最常见和最早出现的症状是软弱无力、疲乏、困倦，气急或呼吸困难。还会有头晕、头痛、耳鸣、眼花、注意力不集中、嗜睡等症状。伴有食欲减退、腹部胀气、恶心、便秘等。

本草药典　桂圆

功效

(性味) 味甘,性平。

(挑选) 大小均匀、外表圆滑者。

(禁忌) 孕妇及上火发炎时不宜食用。

补血安神，健脑益智，补养心脾

缓解失眠、健忘、惊悸、眩晕等症

治疗脾胃虚弱，食欲不振

适合女性食用，预防子宫肿瘤

饮食宜忌

(宜)
- ✓ 宜食富含营养和高热量、高蛋白、含丰富无机盐和维生素的食物。
- ✓ 注意及时补充铁剂。缺铁性贫血可多吃动物的内脏及肾、牛肉、鸡蛋黄、大豆、菠菜、红枣、黑木耳等。

(忌)
- ✗ 补铁时，少吃含鞣酸丰富的绿叶蔬菜或柿子等蔬菜水果，避免影响铁元素的吸收。

保健小提示

　　保证充足的睡眠时间是预防和治疗贫血的必要条件。人的造血器官在晚上11点之后开始工作，人此时应处于深眠状态。所以，最好每天晚上10点钟以前就寝，有利于血液更新。

● ○ ○ ○

养血通脉+强心利尿

当归生地烧羊肉

● 材料

【药材】当归、生地各15克。

【食材】肥羊肉500克，干姜10克，食盐、糖、绍兴酒、酱油适量。

● 做法

①将羊肉用清水冲洗，洗去血水，切成块状，放入砂锅中。②放入当归、生地、干姜、酱油、食盐、糖、绍兴酒、酱油等调味料。③加入适量清水，盖过材料即可，开大火煮沸，再改用小火煮至熟烂即可。

● 药膳功效

当归是中医临床用得最多的中药之一，凡养血通脉，无论属虚症、血症、表症都可用当归。生地可以强心、利尿，有强身健体的功效。这两种药材搭配羊肉同食可以增强体力，提高身体的抗疲劳能力，女性服用也可以改善体虚寒冷的症状。

调经安胎+补血止血

阿胶牛肉汤

● 材料

【药材】阿胶15克。

【食材】牛肉100克，米酒20毫升，生姜10克，精盐适量。

● 做法

①将牛肉去筋切片，与生姜、米酒一起放入砂锅，加入适量的水，用小火煮30分钟左右。②最后加入阿胶及调味料，溶解搅拌均匀即可。

● 药膳功效

阿胶牛肉汤能滋阴养血、温中健脾，适用于月经不调、经期延后、头昏眼花、心悸不安者。内热较重，有口干舌燥、潮热盗汗等症者不适宜服用此药膳。

本草详解

阿胶是驴皮经煎煮浓缩制成的固体。能调经安胎，补血止血，尤其适合女性在寒冷的冬季服用。为治血虚的主药，对血虚萎黄、眩晕心悸、便血、崩漏、阴虚咳嗽、阴虚发热失眠等都有效。

提神醒脑

☀ 大脑是人的精神活动中心，当脑力充沛时，人会精力旺盛、思维活跃；脑力不足时，人会反应迟钝、精神委靡。

对症药材
- ❶ 枸杞
- ❷ 银耳
- ❸ 鱼类
- ❹ 肝脏

◀ 枸杞

对症食材
- ❶ 鲜鱼
- ❷ 小米
- ❸ 芹菜
- ❹ 香菜

◀ 香菜

健康诊所

• 病因探究 头昏嗜睡、精神不济的原因有很多，可能由低血压导致的脑供血不足，或者贫血、营养不良引起。也可能是由熬夜、缺乏休息，或者气虚型体质等原因引起。高血脂和糖尿病也会有头昏头晕的症状。

• 症状剖析 易发生在春夏季节，会感觉头脑不清醒，总觉得精力不够，不能长时间集中注意力，不能坚持长时间的工作。早晨起床总有睡不醒的感觉，可能还会有疲劳乏力等症状。

本草药典 · 女贞子

（性味） 味甘、苦，性凉。

（挑选） 呈卵形，表面黑紫色，皱缩不平。

（禁忌） 脾胃虚寒泄泻及阳虚者不宜服用。

功效

治疗视神经炎，视力减退

治疗神经衰弱、顽固性失眠

具有滋补肝肾，乌发明目之功

主治肝肾阴虚，头目昏眩，耳鸣耳聋

饮食宜忌

（宜）
- ✓ 用蛋白质来代替糖类和脂肪，会有意想不到的提神效果。
- ✓ 应多吃富含胶原蛋白的食物，富含碱性的食物，富含核酸的食物。
- ✓ 多吃富含维生素的食物，如动物肝脏。

（忌）
- ✓ 应多食鱼肉，鱼肉中的不饱和脂肪酸和卵磷脂能有效地改善大脑功能。

保健小提示

困倦时，可以适量运动，或吃酸味、辣味的东西，刺激味觉；或者听节奏感强的音乐，刺激听觉；用冷水洗手洗脸，刺激皮肤。适当保持精神紧张，能促进肾上腺素的分泌量，也能赶走困倦。注意不可乱喝咖啡提神。

提神醒脑+消除疲劳

玉米鲜鱼粥

材料

【药材】 枸杞15克。

【食材】 白米80克，三宝米50克，鲑鱼150克，鸡胸肉60克，玉米200克，芹菜末15克，香菜少许。

做法

①枸杞洗净，备用；白米洗净，和三宝米一起用水浸泡1小时，沥干水分，备用。②鲑鱼切小丁；鸡胸肉剁细后，用少许盐腌渍；玉米洗净，保留玉米心备用。③熬煮玉米心，水开后，再煮1小时转为小火，再加入玉米粒及其他剩余材料，煮7分钟即可。

药膳功效

本品具有消除疲劳、提神醒脑、帮助发育、预防心血管疾病、抗老化、平肝清热、祛风利湿及润肺止咳等功效。经常食用能降压、安神、醒脑，是高血压、脑动脉硬化、心血管疾病患者的上好佳肴，并且适合于脑力工作者。但过敏体质、尿酸过高及痛风患者不宜多吃。

安神健脑+延缓衰老

参片莲子汤

材料

【药材】 莲子40克，人参片10克，红枣10克。

【食材】 冰糖10克。

做法

①红枣洗净、去籽，再用水泡发30分钟；莲子洗净，泡发备用。②莲子、红枣、人参片放入炖盅，加水至盖满材料（约11分钟），移入蒸笼，转中火蒸煮1小时。③随后，加入冰糖（冰糖水亦可）续蒸20分钟，取出即可食用。

药膳功效

莲子性平，具有健脾养胃、益肾、养心的功效，搭配人参食用，除了增强其益气的功效外，还可生津止渴，特别适合秋季食用，能有效防止秋燥。适合脾虚消瘦，神乏疲力，出汗，失眠多梦，遇事善忘，或大便泄泻者经常食用。

心悸气短

对症药材
① 黄精　② 虫草
③ 海马　④ 黄芪
⑤ 甘草　⑥ 土茯苓

对症食材
① 猪心　② 松仁
③ 糯米　④ 鱼
⑤ 莲藕　⑥ 鸡蛋

◀海马

◀莲藕

✿ 我们会常说"心慌"，在医学上就称为"心悸"。心跳过快或心律不齐时都会引起心悸，此时身体氧气不足，常会伴有气促、气短。

健康诊所

（**病因探究**）各种原因引起心脏搏动频率、节律发生异常，都会出现心悸。心悸多半是阵发性的，心率逐渐增加，然后逐渐恢复。植物神经功能紊乱的人心悸症状亦较明显。

（**症状剖析**）心悸发生时，很多人无明显自觉症状，有些人则感觉心慌、气促及胸骨后疼痛。但常伴有其他植物神经功能紊乱现象，如头痛、失眠、健忘、眩晕、耳鸣、烦躁等并存。

本草药典 · 黄精

（**性味**）味甘、性平。

（**挑选**）形状呈姜形、有香味者为佳。

（**禁忌**）中寒泄泻，痰湿痞满气滞者忌服。

功效

·有抗缺氧、抗疲劳、抗衰老作用

治疗阴虚肺燥，咳嗽咽干

·治疗脾胃虚弱、少食便溏、消瘦乏力

有很好的降血糖和强心作用·

饮食宜忌

（宜）
✓ 多食富含维生素C的食物，如水果、新鲜蔬菜。
✓ 多食用植物油。并适宜吃脂肪含量较低的鱼类和贝类等蛋白质丰富的食物。

（忌）
✗ 少吃含饱和脂肪酸和胆固醇高的食物，如肥肉、蛋黄、动物油、动物内脏等。
✗ 少吃或不吃蔗糖、葡萄糖等糖类食品。

保健小提示

　　心悸气短的人一般属于气虚型体质，平时适合做一些轻柔的运动项目，比如太极拳、太极剑、瑜伽、慢跑等。不适合长跑、健身等消耗大量体力的运动。

镇静安神+润燥强心

玉竹炖猪心

材料

【药材】 玉竹50克。

【食材】 猪心500克,生姜、葱、花椒、味精、白糖、香油、食盐、卤汁各适量。

做法

①将玉竹洗净切成段,用水稍润。将猪心剖开洗净,与生姜、葱、花椒同置锅内,用中火煮到猪心六分熟时捞出晾凉。②将猪心、玉竹放在卤汁锅内,用文火煮,熟后捞起,切片。③猪心与玉竹一起放入碗内,在锅内加适量卤汁,再放入食盐、白糖、味精和香油加热成浓汁,将浓汁均匀地淋在猪心里外。

药膳功效

此汤能安神宁心、养阴生津。主治冠心病,以及由热病伤阴引起的干渴烦躁。具有养阴、润燥、除烦、止渴等功效,可治热病阴伤、咳嗽烦渴、虚劳发热、消渴易饥、尿频等症。

健脾补肾+益气养心

虫草海马汤

材料

【药材】 冬虫夏草2克,海马4只。

【食材】 新鲜大鲍鱼1个,鸡肉500克、猪瘦肉200克,金华火腿30克,生姜2片,花雕酒3克,食盐2克,鸡精粉2克,味精3克,浓缩鸡汁2克。

做法

①将海马洗净,用瓦煲焗去异味;鸡肉洗净剁成块;猪瘦肉切成大粒;金华火腿切成粒。②将切好的材料过水去掉杂质,放入炖盅,放入锅中隔水炖4小时后,放入调味料调味即成。

药膳功效

此汤能健脾补肾、益气壮阳。凡有病久体虚、肢冷自汗、阳痿遗精、腰膝酸痛、心悸气短、失眠多梦、盗汗等症状的人,均可服食此汤进行治疗。此汤对心血管疾病、呼吸系统疾病、性功能障碍、肾功能衰竭、肝脏疾病、肿瘤等疾病均有很好的治疗作用。

食材百科

鲍鱼可平肝潜阳,解热明目,主治肝热上逆、头晕目眩、青盲内障、高血压、眼底出血等症。鲍鱼分紫鲍、明鲍、灰鲍三种,其中紫鲍质量好,明鲍次之。一般干品鲍鱼泡发一夜,再蒸熟就可以烹调了。

补肾益精+宁心安神

茯苓杏片松糕

● 材料

【药材】红枣8颗，茯苓5克，杏仁10克。
【食材】白米5杯，米酒、白糖、热水各适量。

● 做法

①把白米浸泡后磨成粉。按白糖10%、米酒15%、水量45%的比率混合，在30℃下发酵8小时。②将红枣去核切成丝，茯苓用水煮熟，杏仁切成碎粒，撒在面团上。③把和好的面团放在松糕框或蒸锅里，加盖蒸20分钟以上。

● 药膳功效

　　本药膳能补益气血，清火排毒，利尿消肿。其中的茯苓是化痰祛湿的良药，能排出身体多余的水分，化解因痰湿内阻引起的胸闷气短，心悸心慌。杏仁以其苦味同样起到利水除湿的效果。米酒则能行气活血，安神助眠，有助于保证休息，恢复体力。

益气补血+强身壮阳

黄芪甘草鱼汤

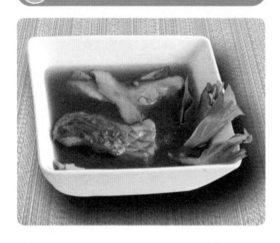

本草详解

　　防风其味辛甘，性微温而润，为"风药中之润剂"。是一味功效很独特的中药，它既能止泻又能通便，既能止血又能通经。还有解热、镇痛、抗炎、抗病原微生物等作用。以皮细而紧、中心色淡黄者为佳。

● 材料

【药材】防风5克，甘草5克，白术10克，红枣3颗，黄芪3钱。
【食材】虱目鱼肚1片，芹菜少许，盐、味精、淀粉适量。

● 做法

①将虱目鱼肚洗净，切成薄片，放少许淀粉，轻轻搅拌均匀，腌渍20分钟，备用。药材洗净、沥干，备用。②锅置火上，倒入清水，将药材与虱目鱼肚一起煮，用大火煮沸，再转入小火续熬至味出时，放适量盐、味精调味，起锅前加入适量芹菜即可。

● 药膳功效

　　此汤适合平时虚弱无力、呼吸短促、畏寒怕风、体型瘦弱、容易感冒的人食用。还有延缓衰老、增强免疫功能的功效，老人可用来作为日常保健菜肴。白术、黄芪的结合，还可补气血、壮元阳，适用于气虚、血虚、阳痿不举、早泄、梦遗等男性常见病症。

补气养血+安神补心

桂圆煲猪心

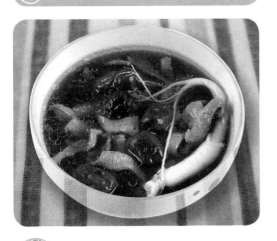

○ 材料

【药材】桂圆35克，党参10克，红枣15克。

【食材】猪心1个，姜片15克，精盐、鸡精、香油各适量。

○ 做法

①猪心洗净，去肥油，切小片，红枣洗净去核，党参洗净切段备用。②净锅上火，放入适量清水，待水沸放入切好的猪心汆烫去除血水，捞出沥干水分。③砂锅上火，加入清水2000毫升，将猪心及备好的材料放入锅内，大火煮沸后改用小火煲约2小时，最后再加调味料即可。

本草详解

新鲜的桂圆称"龙眼"，汁多甜蜜，美味可口。鲜龙眼烘成干果后即成为中药里的桂圆。桂圆营养丰富，有补血安神、健脑益智、补养心脾的功效，"久服，强魄聪明，轻身不老"。但孕妇食用会引起流产或早产，故孕妇忌食。

养心安神+润肠通便

松仁雪花粥

○ 材料

【药材】松仁15克，柏子仁15克，红枣（去核）6颗。

【食材】糯米150克，蛋白2个（约60克），冰糖2大匙，棉布袋1个

○ 做法

①松仁、红枣分别用清水洗净；柏子仁用棉布袋包起备用。②糯米洗净泡水2小时后，和其他材料一起放入锅中，加水熬煮成粥状，取出药材包后，加入冰糖拌至溶化。③再将打散的蛋白淋入，搅拌均匀即可。

本草详解

柏子仁能安神助眠，治疗失眠烦躁、心悸不安。含有丰富的油脂，可润肠通便，可以和蜂蜜、松子共用，治疗老年虚证便秘。此外，柏子仁还有改善记忆、延缓衰老和滋养皮肤的作用。

○ 药膳功效

本药膳有很好的安心宁神，养心养血的功效。其中的松仁除了有补益气虚、安神益智的作用，还因其含有丰富的油脂，而具有润滑肠道，帮助排便的功效。

安神补脑

对症药材
1. 西洋参　2. 红枣
3. 莲子　　4. 百合
5. 枸杞　　6. 栀子

对症食材
1. 无花果　2. 甲鱼
3. 牛蒡　　4. 小白菜
5. 芹菜　　6. 鸡肝

◀ 百合

◀ 牛蒡

✺ 长时间的脑力劳动会消耗我们的大脑，压力过大时也会使我们的大脑处于一种过劳的状态，因此补脑安神是必不可少的。

健康诊所

(病因探究) 精神紧张可以由工作过于单调枯燥、工作时间过长、工作压力过大引起。精神紧张是身体"战备状态"的反应，是环境中的刺激所引起的人体的一种非特异性的应激反应。

(症状剖析) 表现为心理紧张，精神状态不佳，面色萎靡，内心沉重，甚至痛苦不堪。另外失眠、头痛、心情沮丧也是精神紧张时常见的症状。

本草药典 · 茯苓

(性味) 味甘，性平。

(挑选) 鲜品质细、嚼之粘牙、香气浓。

(禁忌) 阴虚无湿热、气虚者慎服。

功效

用于虚烦失眠、心悸眩晕等症

治疗痰湿入络、肩酸背痛

保护肝脏，预防胃溃疡

祛湿化痰，有利尿功效

饮食宜忌

(宜)
- ✓ 脂肪、钙、维生素C、糖、蛋白质、维生素A、维生素E等，能促进生长发育。
- ✓ 豆芽、鱼虾类、海藻类、蜂蜜、豆类等，都是非常好的健脑食品。
- ✓ 多吃鱼头、猪肝、猪脑、瘦猪肉、牛肉、鸡肉、鸭肉、骨髓、海参等健脑的食物。

(忌)
- ✗ 不宜饮用浓茶、咖啡、可乐等刺激大脑神经兴奋的饮料。

保健小提示

睡前热水泡脚，能促使全身血管扩张，使人产生睡意，缩短入睡时间。此外，晚上不宜空腹饥饿时睡眠，可以在上床前吃一片面包喝一小杯牛奶，其中色氨酸类物质有助于产生睡意。

健胃补血+益智安神

胡桃豆腐汤

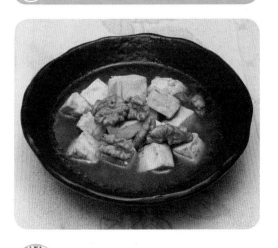

◎ 材料

【药材】胡桃2两。
【食材】豆腐1块，高汤、酱油、麻油和香菜各适量。

◎ 做法

①锅置火上，以少许油热过之后，将胡桃放入，用小火慢炒，炒熟后压碎备用。②嫩豆腐切丁，用温盐水浸泡些时间，可使豆腐滑嫩且不易煮烂，在高汤内炖煮20分钟，加酱油后，再煮5分钟。③放入胡桃，稍勾芡后即可起锅，上桌前滴几滴麻油，撒上香菜即可。

◎ 本草详解

胡桃中的磷脂，对脑神经有良好的保健作用。胡桃仁中含有锌、锰、铬等人体不可缺少的微量元素，有促进葡萄糖利用、胆固醇代谢和保护心血管的功能。平时嚼些胡桃仁，有缓解疲劳的作用。

止咳化痰+改善睡眠

莲子百合排骨汤

◎ 材料

【药材】莲子、百合各1两，枸杞少许。
【食材】排骨1斤，米酒、盐、味精适量。

◎ 做法

①将排骨洗净，剁块，放入沸水中汆烫一下，去除血水，捞出备用。②将莲子和百合一起洗净，莲子去心，百合剥成块备用。③将所有的材料一同放入锅中炖煮至排骨完全熟烂，起锅前加入调味料及枸杞即可。

◎ 药膳功效

本药膳具有安定心神、舒缓神经、改善睡眠、增强体力的功效，可以提高人们的工作和生活效率。另外，此汤还可以祛咳化痰、润肺生津，是现代都市人生活必备的一道药膳。

益气消积+增强脑力 　　**补脑益智家常面**

材料

【药材】 茯苓10克，栀子5克。

【食材】 家常面90克，猪里脊薄片60克，胡萝卜、白萝卜、牛蒡、小白菜各100克，黑香菇、芹菜各75克。

做法

①全部材料洗净、切块备用。将萝卜、牛蒡等药材放入锅中。②以大火煮沸，再转小火续煮30分钟，即成药膳高汤。③高汤入锅，加入小白菜和猪里脊薄片（事先腌渍过），家常面入滚水煮熟取出即可。

药膳功效

　　本药膳具有增强脑力、益气、利尿、消积，促进胃肠蠕动的功效。其中茯苓可润肠道，健脾和胃，宁心安神。搭配具有浓郁芳香的栀子，可以行气醒脑，使紧张的大脑得到放松。

本草详解

　　栀子能保护肝脏，有明显的收缩胆囊的功效，促进胰腺分泌；有解热镇痛和镇静作用，还能加速软组织愈合；有持久的降压作用及防治动脉粥样硬化作用。胃溃疡患者可用其抑制胃酸分泌。

食材百科

　　市场上的牛蒡粗细不同，粗的中间会有空心，细的比较嫩，适合炖菜、煲汤等。用拇指掐一下，没有木质化的比较嫩。做菜的时候把外面的表皮去掉后立即放进水中，防止被氧化。

补气养阴+清火去燥

西洋参甲鱼汤

◎ 材料

【药材】 西洋参10克，红枣3颗，枸杞适量。

【食材】 无花果20克，甲鱼500克。

◎ 做法

①甲鱼血放净，并与适量清水一同放入锅内加热至水沸，西洋参、无花果、红枣均洗净备用。②将甲鱼捞出剥去表皮，去内脏洗净，剁成小块，略汆烫后备用。③将2000毫升清水放入锅内煮沸后，加入所有材料，大火煲开后改用小火煲3小时，加盐调味即可。

◎ 药膳功效

此汤特别适合那些工作繁忙、压力过大的白领女性，可以补气养阴、清火除烦，而且养胃。西洋参由于品性温和，适合大多数人进补之用，而且四季皆宜。

缓解紧张+补血安神

红枣当归鸡腿

◎ 材料

【药材】 红枣5克，当归2克。

【食材】 鸡腿100克，猕猴桃80克，油适量。

◎ 做法

①红枣、当归放入碗中，倒入米酒，浸泡3小时左右。②鸡腿用酱油抹匀，放置5分钟，入油锅中炸至两面呈金黄色；取出、切块。③鸡腿块放入锅中，倒入做法1，转中火煮15分钟，取出装盘，猕猴桃洗净、削皮、切片，装盘即可食用。

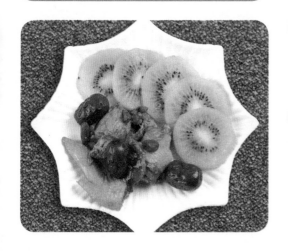

◎ 药膳功效

本菜品可以补血安神，帮助脑力工作者补充脑力，帮助工作紧张的都市人缓解沉重的压力，舒缓紧张的情绪。红枣和当归在一起搭配使用，滋补效果更佳。

🍒 食材百科

猕猴桃味道甘酸，性寒。可预防血栓形成，防治前列腺癌和肺癌。榨汁后加蜂蜜饮用可治疗消化不良，还有镇静安神、解热止渴的作用。挑选时，以体形饱满、果皮细腻，果肉颜色浓绿的较好。

第六章·美容养颜篇

干贝绿花椰菜　洛神水果沙拉

芦荟西红柿汤　猴头菇鸡汤

美肤猪脚汤　酒酿红枣蛋

木瓜冰糖炖燕窝　滋养灵芝鸡

银耳雪梨汤　银耳山药羹

冰冻红豆薏仁

抗敏关东煮　玫瑰枸杞养颜羹

何首乌红枣粥　何首乌党参乌发膏

何首乌猪脑汤　何首乌核桃粥

何首乌芝麻茶

酒酿红枣蛋　　芦荟西红柿汤

银耳雪梨汤　何首乌猪脑汤

抗敏关东煮

酒酿红枣蛋

干贝绿花椰菜

美容养颜篇
特效药材推荐

杜仲

[功效]
活血散瘀，消肿定痛。

[挑选]
以身干，体重，质坚，表皮光滑，断面灰绿色或灰黑色者为佳。

[禁忌]
血虚或血热出血者禁用。

芦荟

[功效]
滋阴排毒，保湿润肤。

[挑选]
叶子粉绿色，基部宽阔，先端渐尖，布有白色斑点，叶周有菜刺状小齿。

[禁忌]
体质虚寒或腹泻者禁用。

葛根

[功效]
解表退热，生津去疹。

[挑选]
质硬而重，富粉性，以色白、粉性足、纤维性少者为佳。

[禁忌]
夏日表虚汗多者忌食。

槐花

[功效]
清热凉血，去除痈毒。

[挑选]
花色白中略带黄色，花形完整，干燥，有浓郁香气者佳。

[禁忌]
火热内盛，燥结便秘者慎食。

银耳

[功效]
补脑提神，嫩肤美容。

[挑选]
白色或米黄色，胶质，半透明，干品硬而脆，接近球形。

[禁忌]
外感风寒、出血症患者慎用。

桑葚

[功效]
补血滋阴，生津润燥。

[挑选]
果实个大饱满，成熟后呈红色至暗紫色，味微酸而甜。

[禁忌]
脾虚便溏者亦不宜吃桑葚。

白芷

[功效]
活血排脓，除痈止痒。

[挑选]
外表棕黄色，质脆，断面淡黄色，散有棕色油点，气芳香，味辣而苦。

[禁忌]
阴虚血热者忌服。

白术

[功效]
美白养颜，健脾益气。

[挑选]
均以根茎粗大、无空心、断面黄白色、干燥者为佳。

[禁忌]
胃胀腹胀者忌食。

特效食材推荐

葡萄

[功效] 养血强心，养颜美容。
[挑选] 应选择色泽鲜艳、颗粒均匀且密实，表面上有白粉者。
[禁忌] 不可过多食用。

番茄

[功效] 凉血平肝，养血美白。
[挑选] 果蒂圆润，颜色粉红、浑圆，表皮有白色细密小点者佳。
[禁忌] 不宜空腹食用。

红枣

[功效] 养血壮神，生津养颜。
[挑选] 红枣以个大、皮薄、肉厚、核小、肉软香甜者佳。
[禁忌] 不可过多食用。

燕麦

[功效] 益肝和胃，降糖减肥。
[挑选] 以颗粒饱满完整、干燥，无破碎粉末，有麦香味者佳。
[禁忌] 不可过多食用。

黄豆

[功效] 益血补虚，美发护肤。
[挑选] 以颗粒饱满，油性足，干燥，无虫蛀，无异味者佳，表皮光滑。
[禁忌] 不可过多食用。

保湿润肤

对症药材

① 芦荟   ② 当归
③ 玉竹   ④ 当归
⑤ 芍药   ⑥ 熟地

◀ 芍药

对症食材

① 西红柿   ② 花椰菜
③ 猴头菇   ④ 豌豆
⑤ 干贝   ⑥ 鸡蛋

◀ 豌豆

❋ 干燥的空气和营养缺乏都会使皮肤干燥，多吃一些滋阴的食物能够保证皮肤水分，同时保持皮肤弹性。

健康诊所

·病因探究 皮肤干燥是指因皮肤缺乏水分而出现不适的现象。年龄增长、气候变化、睡眠不足、过度疲劳、洗澡水过热等都可能导致皮肤干燥。也可能由营养不好、脂肪摄入过少或者血虚体质引起。

·症状剖析 多发生在春秋风大干燥的时候。皮肤表层变更粗糙，手背、脚跟、脚腕处会干裂、发痒、起皮屑。面部起红斑，并伴随口、鼻四周皮肤脱落，刺痒难受。

本草药典 · 芦荟

性味 味苦、性寒。

挑选 叶子粉绿色，有白色斑点。

禁忌 服用芦荟新鲜叶片要适量。

功效

润肤保湿，有抗衰老作用

促进血液循环、软化硬化动脉、降低胆固醇含量

能缓解神经痛、痛风、肌肉痛等

治疗慢性肾炎、膀胱炎、支气管炎等病症

饮食宜忌

（宜）
✓ 平时多喝水，补充身体水分，皮肤细胞才不会缺水。
✓ 多吃新鲜蔬菜水果，其中的维生素C能保持皮肤弹性。
✓ 多吃含有胶原蛋白和维生素E的食物，帮助受损皮肤的修复再生。

（忌）
✗ 少吃香辛上火的食物，如辣椒、花椒、胡椒等。

保健小提示

空气干燥时，可以随身携带保湿喷雾，脸部干燥时使用。每周可以做一次保湿面膜，可以选择芦荟、牛奶等自制面膜。避免熬夜，注意休息，也能很好地改善皮肤干燥。

明目抗癌+润肤消肿

干贝绿花椰菜

材料

【药材】 白果 1.5 两。

【食材】 绿花椰菜300克，新鲜干贝6两，葱、姜、蒜各少许，盐、鸡精、糖、胡椒粉、淀粉各适量。

做法

①将绿花椰菜、干贝及白果以水洗净（不需泡水）。②先将绿花椰菜入水汆烫，再把葱、姜、蒜片下油锅中爆香。③加入新鲜干贝、白果一起炒，待熟后，以绿花椰菜为盘边缀饰，调味即可。

药膳功效

绿花椰菜富含多种维生素、蛋白质及矿物质等，有明目、利尿、抗癌的功效。白果能润泽皮肤、消除水肿，是一道美颜佳品。因此，两者的结合，对改善因疲劳而造成的肤质黯淡无光泽、调节视力等都有帮助，适合爱美的人食用，白领一族更可食用这道菜。

强精补肾+和血美容

洛神水果沙拉

材料

【药材】 洛神花10克。

【食材】 虾仁、透抽、奇异果各70克，蟹肉棒15克，洋香瓜80克，优酪1大匙，色拉酱2/3大匙。

做法

①洛神花洗净，加水一起熬煮至水剩下约 50 毫升时，熄火待凉，取 20 毫升汤汁和调味料拌匀即为调味酱。②将海鲜类的虾仁等洗净，切成块，分别汆烫。③奇异果、洋香瓜分别去皮后，切成小丁，和做法 2 的材料一起入盘，淋上调味酱即可。

药膳功效

各种水果含有丰富的维生素C、维生素A以及矿物质，还有大量的水分和纤维质，可促进健康、增强免疫力。其中的维生素C能够促进胶原蛋白的生成，保持皮肤弹性和水分。

本草详解

洛神花含有营养丰富的天然的果酸、花青素、维生素C和多种矿物质。除制作沙拉外，还可以泡茶饮用，对肠道和子宫有抗痉挛的功效，还可以调节血压、改善睡眠。其中的提取物有保护肝脏的作用。

清热降火+去黑美白　芦荟西红柿汤

材料

【药材】 芦荟叶肉 100 克。

【食材】 西红柿2个，鸡蛋1个，香菜2根，淀粉、葱丝、姜丝、盐、味精、香油少许。

做法

①将西红柿洗净、切片，芦荟切丝，鸡蛋搅匀，香菜切末，加入盐、味精等调料备用。②砂锅上火，倒入色拉油加热时，放入姜、葱丝煸香，放入芦荟、西红柿翻炒。③倒入清水，水开后加入淀粉，倒入鸡蛋，搅拌均匀，放入香菜末。

药膳功效

此汤可以清热降火，去除体内油脂、调理肠胃，使肤质变好，并消除皮肤的深色素堆积，让皮肤更加光滑白嫩。这是因为其中的芦荟具有清热、通便、杀虫的功效，可治热结便秘、妇女经闭、小儿惊厥等疾病。西红柿清热生津、养阴凉血、健胃消食，适用于高血压、眼底出血等。

本草详解

芦荟的种类很多，其中可以食用的是库拉索芦荟。食用后有红肿、刺痛、起疙瘩、腹痛等，则属于过敏，应停止食用。初次食用可能有恶心、呕吐或下泻等暂时症状，只要不频繁出现就不用担心。

食材百科

西红柿生吃可以补充维生素C，熟吃能够吸收番茄红素，有抗癌功效。购买时要选择表面像有淡淡的粉色，有非常细密的小白点的，而不要买亮红红的。另外，平顶的比带尖的更甜，口感更细腻。

健胃消食+滋润皮肤

猴头菇鸡汤

◎ 材料

【药材】猴头菇 250 克，黄芪 50 克。
【食材】鸡 1 只，姜片少许，盐、香油、味精各适量。

◎ 做法

①将鸡洗净，剁成约 3 厘米见方的小块。②再将鸡块入沸水中略烫，捞出，用温水洗净；猴头菇摘去根，泡发、洗净切片。③锅内注入适量清水，放入鸡肉块、黄芪、姜片、盐，煮沸后捞去浮沫，改用小火煮约 1 小时，再加入猴头菇续炖煮 30 分钟，滴入香油拌匀，盛入碗内即可。

◎ 药膳功效

此汤有健体美容之功效，对治疗皮肤粗糙有明显效果。还能提高人体免疫功能，对消化道肿瘤患者大有裨益，是宜药宜膳的理想菜品。

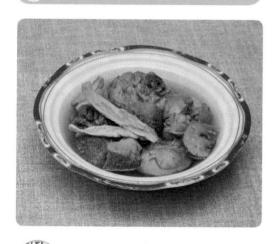

本草详解

猴头菇菌肉鲜嫩，香醇可口，含有丰富的蛋白质和不饱和脂肪。民间谚语："多食猴菇，返老还童。"不仅能治疗胃溃疡等疾病，还能润肠通便，有效排出身体毒素，从而达到美容肌肤的作用。

补气养血+健胃美容

酒酿红枣蛋

◎ 材料

【药材】枸杞5克，红枣4 克。
【食材】鸡蛋 55 克，甜酒酿 10 克，砂糖 10 克。

◎ 做法

①鸡蛋放入滚水煮熟，剥去外壳；红枣、枸杞洗净，泡发，备用。②红枣、枸杞放入锅，加入 2 碗水，煮至还剩 1 碗水。③起锅前，加入甜酒酿、砂糖，搅拌均匀后，即可熄火起锅。

◎ 药膳功效

酒酿可以促进乳腺发育，红枣可以活血，常服用此汤可以丰胸并使肌肤红润，是美容、美肤的一道好食品，此酿还具有养血安神、补气养血、健脾益胃和增强人体免疫力的功效。

祛皱除纹

☼ 随着年龄的增长，我们的皮肤都会逐渐变松弛，长出皱纹，这是岁月留下的痕迹。通过饮食我们可以减少皱纹。

 对症药材

① 黄芪　② 核桃仁
③ 燕窝　④ 灵芝
⑤ 黑枣　⑥ 薏仁

◀ 薏仁

 对症食材

① 猪蹄　② 胡萝卜
③ 香菇　④ 鸭
⑤ 红豆　⑥ 木瓜

◀ 红豆

健康诊所

(病因探究) 随着年龄的增加，肌肤细胞与细胞之间的纤维也逐渐退化，令皮肤失去弹性，皮下脂肪流失，容易令皮肤失去支持而变得松垂。到我们25岁的时候，皮肤就开始进入衰老期。

(症状剖析) 皱纹的出现一般都是从眼角、眼袋开始，之后在脖子上出现细纹，再发展到额头、鬓角、嘴角。面部皮肤松弛，一些表情纹开始慢慢变成固定的皱纹，干燥也会和皱纹一起出现。

本草药典 · 红枣

(性味) 味甘，性温。

(挑选) 表皮红亮，饱满味甜，无虫蛀者好。

(禁忌) 容易引起腹胀，不可食用过多。

功效

- 抗过敏，能治过敏性紫斑
- 养血生血，治疗贫血、低血压等血虚症状
- 每天食用，可以保护肝脏
- 具有很好的降血压和抗癌作用

饮食宜忌

(宜)
- ✓ 适宜多吃富含胶原蛋白的食物，如猪蹄、肉皮、肉汤、鱼皮等。
- ✓ 宜吃一些含蛋白和抗氧化的果蔬，如豆腐、鱼类、花椰菜、卷心菜、甘蓝以及海带等。

(忌)
- ✗ 不宜吃腌制食品，烧烤等，忌抽烟喝酒。
- ✗ 不可食用霉变食物和含有过氧脂质的食物。

保健小提示

　　按摩消除眼下皱纹的方法是，闭眼，双手手指轻按在双眼两侧，接着把皮肤和肌肉朝太阳穴方向轻轻拉伸，直到眼睛有紧绷感，重复数次。用食指和中指从眼角两侧向斜上方轻推眼侧皮肤，可去除眼角皱纹。

补肺养阴+美容通乳

木瓜冰糖炖燕窝

◉ 材料

【药材】 红枣5颗，枸杞10克，燕窝100克。
【食材】 木瓜2个，冰糖适量。

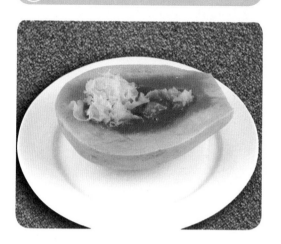

◉ 做法

①木瓜去皮、去籽，洗净备用；燕窝用水泡发，备用。②锅中水烧开，将洗净的木瓜、泡发的燕窝一起入锅，先用大火烧开，再转为小火隔水蒸30分钟。③30分钟后，起锅后调入冰糖盛起（或冰糖水也可以）即可。

🌿 本草详解

燕窝是金丝燕分泌出来的唾液形成的。有增强抵抗力、抗过敏、滋阴润肺、补虚养胃的功效。品质好的燕窝是半透明的，色泽通透带微黄，有光泽，细密呈丝状。泡发时要挑去其中的绒毛等杂质。

◉ 药膳功效

此汤能促进体内血液和水分的新陈代谢，还可以帮助排便、减轻体重，是很好的减肥、滋润肌肤的美容食品，不仅能滋阴润肤，还具有清火排毒之功效。

提高体力+补血养颜

滋养灵芝鸡

◉ 材料

【药材】 灵芝9钱，黑枣10颗。
【食材】 香菇10朵，鸡半只，水6碗。

◉ 做法

①将香菇、黑枣、灵芝用清水洗净，香菇剥成小朵备用。②鸡肉剁块，洗净，在沸水中汆烫一下，去除血水。③将所有材料放入锅中，加水至盖过所有材料，然后用中火煮熟烂，快熟前加盐调味即可。

◉ 药膳功效

这道菜是补益的佳品，特别适合想要增强体力、提高免疫力的男士。这道菜将灵芝的滋补功效与黑枣的益气功效完美结合。不但适合男性食用，女性常食亦具有补血养颜、延缓衰老的作用，是难得的美容佳品。

流干里气篇
清热非难篇
女生护理篇
美容养颜篇
补血户心篇
萝卜芽食篇
到市上戈篇
生草活身篇
本页周理篇

催乳美容+补充蛋白

美肤猪脚汤

● **材料**

【药材】 人参须、黄芪、麦门冬各10克，薏仁50克。

【食材】 猪脚200克，胡萝卜100克，生姜3片，盐适量。

● **做法**

①药材分别洗净，将人参须、黄芪、麦门冬放入棉布袋中，薏仁泡水30分钟，放入大锅中备用；猪脚洗净后剁成块，再氽烫后备用。②胡萝卜洗净切块后，与猪脚一起放入锅中，再加生姜、适量水。③用大火煮滚后转小火，煮约30分钟后将药材包捞出，续熬煮至猪脚熟透，加入盐即可。

● **药膳功效**

　　本药膳能补充蛋白质，促进皮肤中胶原蛋白的合成和修复，保持皮肤弹性，减少皱纹。人参须、黄芪等还可以补益气血，完成从内到外的调理。薏仁能清火排毒，使皮肤更加年轻。

　　 本草详解

　　麦门冬味甘气凉，鲜品质柔多汁，具有滋燥泽枯、养阴生精的功效，能清心除烦，去除肺胃虚热、助消化，有清热润燥滑肠之功，还可用于肠燥便秘。脾胃虚寒泄泻、风寒咳嗽者忌服。

　　 食材百科

　　猪脚含有大量胶原蛋白，经常食用可有效防治肌肤营养障碍。猪蹄可改善全身的血液循环，进而使冠心病和缺血性脑病得以改善。炖汤食用还具有催乳作用，对哺乳期妇女具有催乳和美容的双重作用。

提神美容+滋阴润肠

银耳雪梨汤

◎ 材料

【药材】 白木耳10克。
【食材】 雪梨1个，冰糖15克。

◎ 做法

①将干白木耳用水泡发30分钟，随后清洗、去渣；雪梨洗净、去核，用刀切成小块，盛于碗中，备用。②砂锅洗净置于锅上，加适量水，先将白木耳煮开，再加入雪梨。③煮沸后转入小火，慢熬至汤稠，起锅前，加冰糖溶化即可。

强精补肾+滋阴嫩肤

银耳山药羹

◎ 材料

【药材】 山药200克，白木耳100克。
【食材】 砂糖15克，淀粉水1大匙。

◎ 做法

①山药去皮、洗净，切小丁；白木耳洗净泡软。②所有材料放入锅中，倒入3杯水煮开，转小火煮15分钟至熟透。③加入砂糖调味，淀粉勾薄芡，搅拌均匀即可。

解毒祛皱+祛湿消肿

冰冻红豆薏仁

◎ 材料

【药材】 薏仁3两。
【食材】 红豆3两，洋菜、砂糖适量。

◎ 做法

①红豆、薏仁洗净，浸泡20分钟后，加适量水煮至软烂，加糖调味后，倒入果汁机中打匀。②将打匀的红豆、薏仁放入锅中，加切细的洋菜一起煮，直到洋菜完全溶化。③倒入布丁模型中，冷藏食用。

祛斑祛痘

对症药材
① 绿豆　② 人参
③ 枸杞　④ 玉米须
⑤ 杏仁　⑥ 玫瑰

对症食材
① 白萝卜　② 西红柿
③ 茄子　④ 玉米
⑤ 木瓜　⑥ 薏仁

◀ 玉米须

◀ 茄子

☼ 当身体里激素失衡或者皮肤感染时，就会长痘；暴晒过度或者进入更年期就会长斑，要想祛斑祛痘，药膳是有效的方法。

健康诊所

·病因探究　当身体内部新陈代谢和内分泌失调时，身体处于不平衡状态的时候，我们的脸上就会长痘和长斑。另外不注意皮肤卫生，毛孔细菌感染也容易长痘。瘀血体质则容易长色斑。

·症状剖析　长痘时皮肤毛孔周围会有发红、肿痛等炎症反应，用手按会感觉到肿硬。严重者会化脓感染，甚至引起皮肤组织炎。长斑有的是浅色的雀斑，有的可以是色素沉着形成的大片斑点。

本草药典 · 绿豆

（性味）味甘、性凉。

（挑选）色泽新鲜青翠、无干瘪者。

（禁忌）脾胃虚弱的人不宜多吃。

功效

能降血脂、抗过敏、增强食欲

凉血清肺、疗疮除痘

清热消暑，除烦止渴

化痰祛湿，通利小便

饮食宜忌

（宜）
✓ 每天喝一杯西红柿汁或常吃西红柿，对预防色斑有较好的作用。
✓ 多吃新鲜瓜果和蔬菜，常吃绿豆、燕麦、豆类食物可改善皮肤不良现象。
✓ 宜吃清淡类食品，可饮绿茶、金银花茶、苦瓜茶。

（忌）
✗ 忌食刺激类食品，油腻和辛辣。

保健小提示

　　长痘时不能用手乱挤，这样会使细菌感染扩散，或向皮肤深层转移。尤其是鼻子周围的面部三角区长痘，如果乱挤，有可能引起蜂窝组织炎，感染扩散甚至会危及生命。可用含薄荷的牙膏涂在患处消炎。

○○○○

降压降脂+抗敏护肤

抗敏关东煮

材料

【药材】白术、麦门冬各10克，黄芪、红枣各15克。

【食材】玉米100克，白萝卜100克，鱼豆腐45克，鳕鱼丸3个，竹轮3个，鸭血糕100克，棉布袋1个。

做法

①将各药材分别洗净，放入棉布袋中，和水煮滚转小火熬煮，最后取出药包，留下汤汁备用。其他各材料洗净切块，备用。②将切好的材料放入备好的汤汁，煮滚后转小火熬至萝卜熟烂，再将萝卜切小块，与其他材料连同汤汁一起盛盘即可。

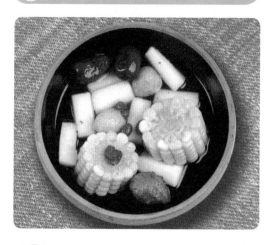

食材百科

萝卜能消食下气，清火排毒，其中的芥子油和膳食纤维可促进胃肠蠕动，有助于体内废物的排出。常吃萝卜可降低血脂、软化血管、稳定血压，预防冠心病、动脉硬化、胆石症等疾病。

药膳功效

本药膳具有降低血压，减少血脂，抗过敏，滋阴明目的功效。其中的鱼豆腐、鳕鱼丸能滋补肝肾阴虚，和药材搭配能补中益气，增强抵抗力，有效地预防皮肤过敏。

养颜祛斑+保肝明目

玫瑰枸杞养颜羹

材料

【药材】枸杞、杏仁、葡萄干各10克。
【食材】玫瑰花瓣20克，酒酿1瓶，玫瑰露酒50克，白糖10克，醋少许，淀粉20克。

做法

①将新鲜的玫瑰花瓣洗净、切丝，备用。②锅中加水烧开，放入白糖、醋、酒酿、枸杞、杏仁、葡萄干，再倒入玫瑰露酒，待煮开后，转入小火。③用少许淀粉勾芡，搅拌均匀后，撒上玫瑰花丝即成。

药膳功效

枸杞能补肾益精，养肝明目，补血安神，生津止渴，润肺止咳。治肝肾阴亏，腰膝酸软，头晕，目眩，目昏多泪，虚劳咳嗽，消渴，遗精。玫瑰有抗脂肪肝的作用，将二者结合，可以起到美容补血的作用。

乌发生发

对症药材
① 何首乌 ② 茯苓
③ 党参 ④ 枸杞
⑤ 菟丝子 ⑥ 牛膝

对症食材
① 香菇 ② 虾
③ 芹菜 ④ 韭菜
⑤ 黑芝麻 ⑥ 猪脑

◀ 何首乌

◀ 韭菜

❋ 营养不良、用脑过度和一些遗传因素都会引起白发；压力过大等因素还会导致脱发。何首乌是乌发生发的良药。

➕ 健康诊所

·病因探究 有的年轻人因为压力太大或精神紧张、忧郁、恐惧、严重失眠和营养不良等因素而出现了白发、头发不健康、枯萎等问题。一般来说，饮食睡眠不当，长时间的脑力劳动，内分泌失调等是导致脱发的常见病因。

·症状剖析 精神因素会导致神经功能紊乱，毛细血管持续处于收缩状态，毛囊得不到充足的血液供应。如果压力持续，就易发生断发癖、拔毛癖等。毛囊油脂分泌过剩也会导致脱发。

🌿 本草药典

何首乌

性味 苦甘涩，微温。

挑选 以体重、质坚实、粉性足者为佳。

禁忌 大便清泄及有湿痰者不宜。

功效

主治血虚、头昏目眩、心悸、失眠

有生发养发作用，治疗脱发、白发

养血滋阴，润肠通便

补肾气，止赤白便浊，治疗尿频

❌ 饮食宜忌

宜
- ✓ 多吃鸡蛋、牛奶、瘦肉、鱼贝这一类的食物，其中的含硫蛋白质有助于生发。
- ✓ 多可以食用核桃和黑芝麻之类的食物。
- ✓ 选择含锌食物，如动物肝脏、干果等，锌可保护柔发，增强头发弹性和光泽。

忌
- ✗ 少吃辛辣、油腻、含糖过多的食物，这些食物会使皮脂腺分泌旺盛，皮下脂肪堆积而引起脱发。

👩‍⚕️ 保健小提示

　　每天正确的梳头发有助于预防脱发。选择木质或牛角的梳子，由头顶向下沿着发根生长的方向梳头。每天早上这样梳100次，不仅能防治脱发，还有提神醒脑的功效。

补气安神+黑发养颜

何首乌红枣粥

材料

【药材】 何首乌3钱，酸枣仁2钱，丹参1钱，红枣10颗。

【食材】 虾米5克，香菇4朵，米1杯，盐、芹菜末少许。

做法

①何首乌、酸枣仁、丹参加水250毫升，煎煮20分钟后去渣。②虾米、香菇用少许油炒香，将1000毫升的水加入药汁中，再和虾米、香菇、红枣、米等煮成粥。④加点盐调味，吃前放些芹菜末更可口。

药膳功效

本药膳不仅能黑发养颜，还有补血安神的功效。其中丹参配合酸枣仁，既能补中益气，又能安神助眠，对治疗失眠引起的脱发白发有很好的效果。红枣更有养血的作用，使头发得到足够的气血滋养，从而起到生发养发的作用。

保护肝脏+乌发降脂

何首乌党参乌发膏

材料

【药材】 何首乌200克，茯苓100克，党参、枸杞、菟丝子、牛膝、补骨脂各50克。

【食材】 黑芝麻50克，蜂蜜1000毫升。

做法

①将何首乌、茯苓、党参、枸杞、菟丝子、牛膝、补骨脂、黑芝麻加水适量，浸透，放入锅内煎煮。②每20分钟取煎液一次，加水再煎，共取煎液3次。③合并煎液，先以大火煮开，后转为小火熬至黏稠如膏时，加蜂蜜至沸，停火，待冷却装瓶备用。

本草详解

补骨脂是补肾药，对中老年人肾虚引起的畏寒、腰酸、尿频、冠心病等慢性病有很好的调养作用。它还能提高免疫功能，扩张冠状动脉，有强心抗癌的作用。因有抗早孕作用，不孕症女性忌用。

安神补脑+补血乌发　　# 何首乌猪脑汤

● 材料

【药材】何首乌30克，黄芪10克，红参须3克，红枣4颗。
【食材】猪脑2副，盐少许。

● 做法

①将猪脑浸于清水中，撕去表面薄膜，放入滚水中稍滚取出；清水洗净各种药材，红参须去皮切片，红枣去核，备用。②全部材料放入炖盅内，加入适量清水，盖上盅盖，放入锅内，隔水炖1小时，加盐调味即可。

● 药膳功效

　　这道菜具有滋养肝肾、补益精血、安神益智的功效，对慢性肝炎、失眠症、晕眩症、贫血、腰肌劳损等病症十分有效。何首乌具有治疗脱发的神奇疗效；猪脑可以滋肾补脑。故本菜同样适用于肾虚脱发者长期食用，直至新发长出为止。

本草详解

　　红参是经过高温蒸煮加工后干燥制成的，颜色红润，气味浓香。其补虚的作用比普通人参更强，能提高免疫力、抗疲劳、抑制肿瘤、调整内分泌系统。红参有冲茶、熬粥、嚼服、炖煮等多种食用方法。

食材百科

　　猪脑性凉，适宜体虚、神经衰弱、头晕、头眩耳鸣的人食用。食用时要注意除去表面的脑膜，并挑去血管。可以蒸煮、卤炖，与天麻一起烹饪有很好的补脑效果。但含胆固醇过高，高血脂的人应少食。

补血降脂+补肾乌发

何首乌核桃粥

◉ 材料

【药材】何首乌 10 克。
【食材】核桃 50 克，米 1 杯，盐 1 小匙。

◉ 做法

①何首乌用清水冲洗干净，加5碗水熬成汤汁，以大火煮沸，然后转为小火煮15分钟，去掉渣滓，保留汤汁，备用。②将米淘洗干净，放入锅中，加入备好的何首乌汁一同熬煮约30分钟，直至米软烂。③加入适量的核桃、盐调味即可。

◉ 药膳功效

核桃是食疗佳品，具有补血养气、补肾填精、止咳平喘、润燥通便等功效，用来煮粥还可治肾虚腰痛、遗精、阳痿、健忘、耳鸣、尿频等症状。何首乌则具有养血益肝、固肾益精、降低血脂、乌须发、防脱发等功效。两者相搭配可以起到延缓衰老、增强机体抵抗力的作用。

润肠解毒+补血乌发

何首乌芝麻茶

◉ 材料

【药材】何首乌（已制过，熟的）15克。
【食材】黑芝麻粉10克，白砂糖少许，清水适量。

◉ 做法

①何首乌洗净，沥干，备用。②砂锅洗净，放入何首乌，加清水750毫升，用大火煮滚后，转小火再煮20分钟，直到药味熬出。③当熬出药味后，用滤网滤净残渣后，加入黑芝麻粉搅拌均匀后，加入适量白砂糖，即可饮用。

◉ 药膳功效

本药膳能黑发乌发，搭配营养丰富的黑芝麻，还具有补血生血，明目护眼，润肠通便的功效。经常食用，还可降低血脂，抗动脉粥样硬化，延缓衰老。

食材百科

黑芝麻含有大量的不饱和脂肪、蛋白质、维生素、钙、铁等营养成分。有健脑补脑的功效，特别适合脑力工作者食用。购买时，可用手轻轻捻搓，如果掉色就是经过染色的，不可食用。

第七章·女性护理篇

花旗参炖乌鸡　　艾叶煮鸡蛋　熟地当归鸡汤　　百合炒红腰豆　　补气玉米排骨汤　　补气人参茄红面　牛奶红枣粥　　当归田七乌鸡汤　　玫瑰香附茶　桂圆红枣茶　　川芎白芷炖鱼头　红枣鸡肉汤

麦枣甘草萝卜汤

西洋参炖土鸡

补气玉米排骨汤

西洋参炖土鸡

白芍排骨汤　麦枣甘草萝卜汤　地黄乌鸡汤

猪肚炖莲子　十全大补乌鸡汤　黄芪猪肝汤

百合炒红腰豆　牛奶红枣粥

女性护理篇
特效药材推荐

当归

[功效]
补血活血，调经止痛。

[挑选]
外皮细密，黄棕色至棕褐色，质柔韧，断面黄白色，有黄棕色环状纹。

[禁忌]
慢性腹泻者忌食。

白芍

[功效]
敛肝止痛，养血止血。

[挑选]
表面淡红棕色，断面灰白色，木部放射线呈菊花心状。气无，味微苦而酸。

[禁忌]
虚寒腹痛泄泻者慎服。

西洋参

[功效]
补气养阴，清热生津。

[挑选]
以表面淡棕黄色，主根呈圆柱形或长纺锤形，有密集横纹者为佳。

[禁忌]
中阳衰微，胃有寒湿者忌服。

艾叶

[功效]
调理气血，温经止血。

[挑选]
灰绿色或深黄绿色，下表面密生灰白色绒毛，气清香，味苦。

[禁忌]
阴虚血热者慎用。

香附

[功效]
理气解郁，调经止痛。

[挑选]
质坚硬，棕黄色或棕红色，断面类白色，气芳香特异，味微苦。

[禁忌]
气虚无滞、阴虚血热者忌服。

益母草

[功效]
活血调经，利尿消肿。

[挑选]
茎表面灰绿色或黄绿色，体轻，质韧，多皱缩、易破碎。气微，味微苦。

[禁忌]
孕妇禁用。

肉桂

[功效]
散寒止痛，活血通经。

[挑选]
呈圆筒形，暗棕色，质硬而脆，断面棕红色，气味芳香，味甜辣。

[禁忌]
血热妄行出血及孕妇均禁服。

阿胶

[功效]
补血止血，滋阴润燥。

[挑选]
以乌黑、光亮、透明、质坚脆易碎，无腥臭气者为佳。

[禁忌]
胃弱便溏者慎用。

特效食材推荐

杨桃

[功效] 消暑生津，润肤美容。

[挑选] 以果皮光亮，皮色黄中带绿，棱边青绿，味道酸甜可口者佳。

[禁忌] 凡脾胃虚寒或有腹泻的人宜少食。

乌鸡

[功效] 滋养肝肾，养血益精。

[挑选] 鸡冠、喙、眼睛和鸡爪乌黑，羽毛洁白，表皮呈自然的灰黑色。

[禁忌] 没有过多禁忌。

鸡蛋

[功效] 补肺养血，滋阴润燥。

[挑选] 以形状周正，表皮有光泽，颜色均匀，无裂纹，晃动无声音者佳。

[禁忌] 患有肾脏疾病的人应慎食鸡蛋。

红腰豆

[功效] 补血强身，延缓衰老。

[挑选] 颗粒饱满，大小比例一致、颜色较鲜艳，没有被虫蛀过者佳。

[禁忌] 腹满饱胀者应少食。

玫瑰花

[功效] 行气解郁，和血止痛。

[挑选] 花瓣多皱缩，紫红色，质脆。气芳香浓郁，味微苦涩，体轻，无裂纹。

[禁忌] 阴虚有火者勿服。

经期护理

◀ 田七

◀ 燕麦

❀每隔一个月左右，子宫内膜都会完成增厚直至崩溃脱落并伴随出血的周期性变化，这种周期性排血现象称为月经。

健康诊所

·病因探究 月经对女性身体的影响主要在于失血，如果失血过多还会造成贫血。同时，身体内激素的变化还会引起身体浮肿、疲劳困乏、精神不济甚至头痛。有的人还会有痛经、失眠的烦恼。

·症状剖析 月经期以面色苍白或萎黄，唇甲色淡，头晕眼花，失眠健忘，心悸怔忡，月经量少或经闭为主症。女性只有在月经有规律、气血旺盛的状态下才会显得健康和美丽。

本草药典 · 乌鸡

功效

性味 味甘、性微温。

挑选 骨黑者、冠乌者为佳。

禁忌 患严重皮肤疾病者宜少食。

清除自由基，抗衰老并抑制癌细胞生长

调节生理机能，提高人体免疫力

预防脑血栓、冠心病和心肌梗死

治疗女性月经不调、缺铁性贫血等症

饮食宜忌

宜
- ✓ 经期因失血，应补充鸡蛋、鹌鹑蛋、猪肉、牛肉、乌鸡等有生血养血作用的食物。
- ✓ 经期可以吃点甜食，能够补充糖分，有效缓解经期紧张和疼痛。

忌
- ✗ 忌食冷饮、冷食及性寒的食物。
- ✗ 不宜食用性凉的蔬果，如梨子、荸荠、菱角、冬瓜、苦瓜、木耳等。

保健小提示

　　在月经期间，抵抗力下降，若身体受寒，可导致月经失调或痛经。经期不宜吹风受寒，冒雨涉水，冷水洗脚或冷水浴，容易引起腹痛或者月经不调，而且此时抵抗力下降，应该注意保暖和休息。

🚻 滋阴养血+生津清火

花旗参炖乌鸡

◉ 材料

【药材】花旗参10克，海底椰适量。
【食材】乌骨鸡1只，猪肉200克，姜片、盐、味精、糖各适量。

◉ 做法

①乌骨鸡去肠，入沸水中氽烫去除血水；再将猪肉放入水中。②将乌骨鸡、猪肉、花旗参、海底椰放入炖盅，加适量清水，炖3个小时。③放入姜片及调味料，略煮入味即可。

◉ 药膳功效

此药膳适合女性在经期食用，有很好的补益作用。乌骨鸡、花旗参都是上好的滋阴药材。花旗参能益肺阴，清虚火，可治肺虚久咳、咽干口渴、虚热烦倦等症。乌骨鸡有滋阴、养血、补虚和抗衰老的作用。海底椰是一种煲汤的好材料，特别适合夏季食用，以清热去燥、止咳的功效而闻名，具有滋阴补肾、润肺养颜、强身功效。

🚻 理气驱寒+安胎益智

艾叶煮鸡蛋

◉ 材料

【药材】艾叶10克。
【食材】鸡蛋2个。

◉ 做法

①将艾叶洗净，加水煮开后，慢慢熬煮直至熬出颜色。②稍微放凉后，再加入鸡蛋一起炖煮，待鸡蛋壳变色即可食用。

◉ 药膳功效

鸡蛋蛋黄中的卵磷脂、甘油三脂、胆固醇和卵黄素，对神经系统和身体发育有很大的作用，可增强记忆力、延缓智力衰退，和艾叶搭配有很好的补血安神功效，适合经期失眠、体寒腹痛的人作为滋补佳品。

🌿 本草详解

艾叶是由艾蒿的叶片干燥得到的。有理气血、驱寒湿、安胎，可治心腹冷痛、久痢，吐衄、下血、月经不顺等病症。以背面灰白色、绒毛多、香气浓者为佳。用于熏香可驱虫驱蚊。

补血活血 + 提高免疫力

补血养颜 + 延缓衰老

熟地当归鸡汤

百合炒红腰豆

◉ 材料

【药材】熟地25克，当归15克，川芎5克，炒白芍10克。

【食材】鸡腿1只，盐适量。

◉ 材料

【药材】百合250克。

【食材】西芹250克，红腰豆100克，葱油、姜汁、盐、味精、鸡精粉、淀粉适量。

◉ 做法

①鸡腿剁块，放入沸水氽烫、捞起、冲净，药材以清水快速冲净。②将鸡腿和所有药材盛入炖锅，加6碗水以大火煮开，转小火续炖30分钟。③起锅并加盐调味即成。

◉ 做法

①把所有的调味料放好备用，西芹洗净，切成段，百合洗净。②西芹、百合、红腰豆放入沸水中氽烫，另起锅加入葱油、姜汁烧热后，再放入西芹、百合、腰豆翻炒。③加入盐、味精、鸡精粉炒匀，用淀粉勾芡。盛出装盘即可。

◉ 药膳功效

这道菜品可以调经理带，治疗妇女病、血虚症、妇女月经失调、带下等诸症，以及性功能失调，如性交疼痛、性冷淡、阴道痉挛等现象，都适合以此汤渐渐调理。本汤不仅是妇女的保养汤，也适合男性，对贫血、血虚、体弱之男性可借以补血、活血，且不损男性阳刚之气。

🍒 食材百科

红腰豆原产于南美洲，它含有丰富的维生素及铁和钾等矿物质，是豆类中营养最丰富的一种。有补血生血、增强免疫力、帮助细胞修复及抗衰老的功效。需要注意的是红腰豆在焯水的过程中，时间不要太久，否则会影响口感。

⊛ 补气养血+促进循环

补气玉米排骨汤

◉ 材料

【药材】党参、黄芪各3钱。
【食材】玉米适量，小排骨半斤，盐适量。

◉ 做法

①玉米洗净，剁成小块，排骨以沸水氽烫过后备用。②将所有材料和药材一起放入锅内，以大火煮开后，再以小火炖煮40分钟，起锅前以少许盐调味即可。

◉ 药膳功效

党参、黄芪都有补气功效，与玉米、排骨一起煮汤，不仅可以让汤汁更香甜，也能促进血液循环和荷尔蒙的正常分泌，帮助乳房发育，达到塑身的作用。

🍒 食材百科

玉米具有调中开胃、清湿热、利肝胆、延缓衰老等功能。含有丰富的不饱和脂肪酸，对冠心病、动脉粥样硬化、高脂血症等有预防和治疗作用。其中的纤维素能刺激肠蠕动，润肠通便。

⊛ 促进消化+保护子宫

补气人参茄红面

◉ 材料

【药材】人参须5克，麦门冬 15 克，五味子2.5 克。
【食材】西红柿面条90克，红西红柿150克，秋葵100克，低脂火腿肉60克，高汤800毫升，盐2小匙，香油 2 小匙，胡椒粉 1 小匙。

◉ 做法

①将药材洗净，与高汤同煮，制成药膳高汤；红西红柿切片、秋葵切片、火腿肉切丝备用。②面条放入滚水中煮熟，捞出放在面碗中，加入调味料。③药膳高汤加热，加入红西红柿、秋葵煮熟，倒入面碗中，搭配火腿丝即可。

◉ 药膳功效

本药膳适合气血不足而引起月经不调的女性食用。西红柿中含有番茄红素，加热后食用能有效预防宫颈癌。秋葵营养丰富，含有各种微量元素，如钾、镁、叶酸等，可以帮助消化。与人参须、麦门冬、五味子搭配食用，可增强免疫力。

调经补血

对症药材

① 玫瑰　② 瞿麦
③ 川芎　④ 红枣
⑤ 枸杞

◀ 川芎

对症食材

① 花生　② 鱼头
③ 萝卜　④ 乌鸡

◀ 乌鸡

☀ 女性的月经周期在26～30天之间都属于正常。月经不正常包括经期提前、月经推迟、经期过长、月经过多等。

健康诊所

·病因探究 月经问题可由以下几种原因引起：下丘脑等内分泌器官功能不稳定；卵巢黄体功能不好，常表现为周期缩短，或月经出血较多；生殖器官局部的炎症、肿瘤及发育异常等。过度节食、营养不良也是月经紊乱的罪魁祸首。

·症状剖析 经期提前，是指月经周期短于 21 天；月经推迟，是指月经错后 7天以上。每次月经血量应该在85毫升之内，超出的就是月经过多；如果月经量少于10毫升就是月经过少。

本草药典 · 玫瑰花

功效

性味	味甘、微苦，性温。
挑选	紫红色，气芳香浓郁者为佳。
禁忌	阴虚有火者忌食。

令皮肤嫩白，帮助消除皱纹

具有舒肝解郁，和血调经的功效

镇静安神，有效治疗失眠

有助消化、消除脂肪的减肥效果

饮食宜忌

宜
✓ 宜吃补血食物，如阿胶、红枣、当归、黄芪等滋补类药材辅以饮食。
✓ 可多食用牛奶、花生、粳米、鸡蛋等，以合理搭配为宜。
✓ 注意均衡营养，合理补充蛋白质、脂肪及多种维生素。

忌
✗ 忌生冷、有刺激性、辛辣食物。

保健小提示

当月经不调时，可以按摩中极穴来调养。中极穴在下腹部，前正中线上，在脐中下4寸处。用中指按揉，早晚各一次。治疗月经不调、痛经、带下、子宫脱垂、经前水肿等病症。

滋阴补血+促进睡眠

牛奶红枣粥

材料

【药材】红枣20颗。

【食材】白米100克,鲜牛奶150克,砂糖适量。

做法

①将白米、红枣分别洗净,泡发1小时。②起锅入水,将红枣和白米同煮,先用大火煮沸,再改用小火续熬,大概1个小时。③鲜牛奶另起锅加热,煮沸即离火,再将煮沸的牛奶缓缓调入之前煮好的红枣白米粥里,加入砂糖拌匀,待煮沸后适当搅拌,即可熄火。

药膳功效

牛奶含有丰富的蛋白质、脂肪和碳水化合物,还含有多种矿物质和维生素。红枣是补中益气、养血安神的佳品,对各种虚证都有补益调理作用。牛奶红枣粥易于消化,开胃健脾,营养丰富,常食对治疗产妇气血两虚有益处。需要注意的是加入牛奶后不可长时间煮沸,否则会破坏其中的维生素和蛋白质。

散瘀消肿+止血活血

当归田七乌鸡汤

材料

【药材】当归20克,田七8克。

【食材】乌骨鸡肉250克,盐5克,味精3克,酱油2毫升,油5克。

做法

①把当归、田七用水洗干净,然后用刀剁碎。②把乌骨鸡肉用水洗干净,用刀剁成块,放入开水中煮5分钟,再取出过冷水。③把所有的材料放入炖盅中,加水,慢火炖3小时,最后调味即可。

药膳功效

乌鸡和当归、田七搭配,有补血补气之作用。适用于改善气血不足、产后出血、产后体虚等症,特别适合血虚有瘀引起月经不调、经痛的女性经常食用。

本草详解

当归又名秦归,它有活血补血的功效,为治血病的重要之药,对妇女调整子宫功能气血循环也有很好的功效。主要以辅疗形式添加到粥、汤中,可治疗慢性盆腔炎等妇科疾病。

玫瑰香附茶

● 材料

【药材】香附 1 钱。

【食材】玫瑰花半钱，冰糖 1 大匙。

● 做法

①玫瑰花，洗净，沥干。香附以清水冲净，加 2 碗水熬煮约 5 分钟，滤渣，留汁。

②将备好的药汁再滚热时，置入玫瑰花，加入冰糖搅拌均匀。③待冰糖全部溶化后，药汁会变黏稠，搅拌均匀即可。口味清淡者亦可不加糖。

● 药膳功效

　　此茶具有调节荷尔蒙分泌，改善月经失调、痛经，减轻压力的作用。可解肝郁、心烦，对更年期妇女的躁郁、情绪不稳定有缓解作用。

● 本草详解

　　香附的功效源于其"香"，香者行气通窍。香附能疏解肝郁，对月经周期紊乱、行经头痛、小腹胀痛有很好的疗效。还能调节胃肠，治疗消化不良等胃气不合的症状。血热而月经过多的人禁用。

● 食材百科

　　玫瑰花有多种吃法，干品可以用来泡玫瑰花茶。鲜的玫瑰花可以用来做玫瑰蜜饯和玫瑰花酱。做法是新鲜玫瑰花苞洗干净，沥干水分，装入干净的玻璃瓶中，加入适量白糖，腌渍一月即成。

健脾补血 + 安神益心

桂圆红枣茶

材料

【药材】 红枣10颗，桂圆肉2两。
【食材】 冰糖2两。

做法

①红枣洗净，以刀背微微拍裂，并去籽。
②锅内加3碗清水，放入红枣，煮到呈圆润状。
③加入桂圆肉和冰糖，待桂圆肉释出甜味，冰糖溶化后即可熄火。

活血祛风 + 止痛调经

川芎白芷炖鱼头

材料

【药材】 川芎3克，白芷3克，西洋参12克，枸杞12克。
【食材】 鲑鱼头1/2个，姜4片，盐适量。

做法

①西洋参、川芎、白芷、枸杞分别洗净，放入锅中，加水煮沸，转入小火慢熬3小时。
②将鲑鱼头洗净，沥干水分，放入加有草药的锅内，再放入姜片，炖30分钟，用盐调味即可。

安神养脾 + 通窍生津

红枣鸡肉汤

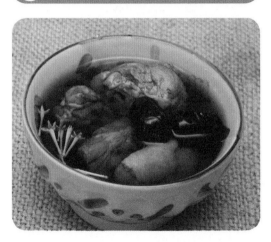

材料

【药材】 夜来香30克，红枣30克。
【食材】 鸡腿150克，盐5克，味精3克，姜片5克。

做法

①将鸡腿、夜来香、红枣洗净，并将红枣泡发，鸡腿汆水备用。②锅中加水，放入姜片、鸡腿、红枣，煲4分钟后，最后放入夜来香、盐、味精等调味料即可。

更年期饮食

❈ 妇女更年期的饮食养生、营养调节，是预防和调治更年期女性生理功能变化，保持健康的重要保证。

健康诊所

·病因探究· 随着年龄的增长，在45~55岁之间，身体开始进入老化和衰退的时期，这就是更年期。这时身体内性激素的分泌和代谢都出现明显变化，由此引起的各种症状通称为更年期综合征。

·症状剖析· 月经周期紊乱或间隔期延长，月经血量越来越少，皮肤、头发枯燥，口腔等处的黏膜干燥，容易感染发炎，还会出现咽干、声音嘶哑，腰腿痛、骨质疏松。

本草药典 · 莲子

功效

性味 甘、温涩、无毒。

挑选 黄白色、饱满肥厚、中有空隙者佳。

禁忌 中满痞胀及大便燥结者，忌服。

能增强记忆力，适合脑力劳动者食用

养心安神，能消除疲劳，治疗失眠

含有丰富的维生素，能镇静强心，延缓衰老

能缓解高血压引起的心悸、头昏头晕

饮食宜忌

宜
- ✓ 豆制品是更年期饮食的首选，还要多吃如牛奶、鸡蛋、瘦肉、鱼类等高蛋白的食物，补充蛋白质。
- ✓ 注意补充B族维生素，可以选择小米、玉米、麦片等粗粮，以及蘑菇、瘦肉、牛奶、绿叶蔬菜和水果等。

忌
- ✗ 适当地控制甜食和盐的摄入量，注意补钙。适当限制高脂肪食物的摄入。

保健小提示

　　女性更年期是宫颈癌、乳腺癌等恶性疾病的高发时期，所以一旦进入更年期，女性应该每半年或一年到医院进行一次检查。另外，保持心情舒畅也是预防疾病的好办法。

〇〇〇〇

(i) 清热凉血+健脾开胃

白芍排骨汤

○ 材料

【药材】白芍10克，蒺藜10克。
【食材】莲藕300克，小排骨250克，棉布袋1个，盐2小匙，姜适量。

○ 做法

①白芍、蒺藜装入棉布袋扎紧；莲藕用清水洗净，切块。②小排骨洗净，氽烫后捞起，再用凉水冲洗，沥干，备用。③将1、2放进煮锅，加6~7碗水，大火烧开后转小火约30分钟，加盐调味即可。

○ 药膳功效

本药膳能清热凉血，平肝解郁，缓解更年期气血瘀滞引起的胸胁胀痛、焦虑烦躁、乳房疼痛等症状。莲藕有很好的清热祛火解毒的功效，搭配蒺藜，能有效地消除更年期肿胀。

本草详解

蒺藜有平肝解郁、活血祛风、明目和止痒的功效，用于头痛眩晕、胸胁胀痛、乳闭乳痈等症。用等量的蒺藜、当归研成粉末，每次3钱，可治疗月经不调。用蒺藜每日煎汤洗，可治疗通身浮肿。

(i) 补虚除燥+促进睡眠

麦枣甘草萝卜汤

○ 材料

【药材】甘草15克，红枣10颗。
【食材】小麦100克，萝卜15克，排骨250克，盐2小勺。

○ 做法

①小麦洗净，以清水浸泡1小时，沥干。②排骨氽烫，捞起，冲净；萝卜削皮、洗净、切块；红枣、甘草冲净。③将所有材料盛入煮锅，加8碗水煮沸，转小火炖约40分钟，加盐即成。

本草详解

甘草味道很甜，是名副其实的"甜草"。具有补脾益气，清热解毒的功效，用于祛痰止咳，缓急止痛，能调和诸药毒性。对气虚引起的脾胃虚弱、倦怠乏力、心悸气短，以及脘腹挛痛疗效很好。

理气养血 + 暖胃健脾 # 西洋参炖土鸡

◉ 材料

【药材】 西洋参1钱，莲子、芡实各5钱，枸杞1钱。

【食材】 土鸡1/4只，红枣5颗，老姜10克，米酒半杯，盐适量。

◉ 做法

①将西洋参、莲子、芡实、枸杞洗净备用。

②土鸡用微火去掉细毛，用水洗净，切块，再氽烫一下，沥干，备用。③将药材用大火煮沸，接着放切好的鸡块、姜片，待再次煮沸时，放入米酒，搅拌均匀后，用小火炖煮30分钟即可。

◉ 药膳功效

　　本药膳具有温中理气、暖胃健脾、补气养阴的功效。对孕妇以及中年妇女具有很好的保健养颜作用。同时，它还能增强体力和免疫力，是调气养血的药膳佳品。

本草详解

　　西洋参为五加科植物，其根为清补保健之名贵佳品。与性温的人参相比，西洋参性寒凉，刚好弥补了人参性温偏燥的不足。在服用方法上，有煎水服用、含服、炖服等多种。

食材百科

　　土鸡是放养的杂交品种，头很小、胸腿肌健壮、鸡爪细，冠大直立。相对于肉食鸡，土鸡营养更加丰富，蛋白质和维生素的含量都较高。有益五脏、补虚亏、健脾胃、强筋活血、调经止带等功效。

(人) 补虚生津+益气安神

地黄乌鸡汤

◎ 材料

【药材】 生地黄10克，红枣10颗。
【食材】 乌骨鸡1只，猪肉100克，姜20克、葱和盐各5克，味精3克，料酒5毫升，高汤500毫升。

◎ 做法

①将生地黄浸泡5小时后取出切成薄片，红枣洗净沥干水分，猪肉切片。②乌骨鸡去内脏及爪尖，切成小块，用热水氽烫去除血水。③将高汤倒入净锅中，放入乌鸡块、猪肉片、地黄片、红枣、姜，烧开后加入盐、料酒、味精、葱调味即可。

◎ 药膳功效

此汤品具有补虚损、益气血、生津安神等功效，可以治疗血热伤津、心烦热燥、牙痛等病症，是女性安心、养气的上好补品，尤其适宜处于更年期的女性食用。长期食用，可减少心烦气躁、气血虚损等的生理不适症。

本草详解

地黄为玄参科植物。生地黄为清热凉血药；熟地黄则为补益药。生地黄可治疗阴虚血少、低热不退、消渴或月经不调等。以块大体重，断面乌黑，油润者为佳。与萝卜葱白、韭白、薤白相克。

(人) 清心安神+调理肠胃

猪肚炖莲子

◎ 材料

【药材】 莲子40颗。
【食材】 猪肚1副，香油、食盐、葱、姜、蒜各适量。

◎ 做法

①猪肚洗净，刮除残留在猪肚里的余油；莲子用清水泡发，去除苦心，装入猪肚内，用线将猪肚的口缝合。②将猪肚放入沸水中氽烫一下，接着清炖至猪肚完全熟烂。③捞出洗净，将猪肚切成丝，与莲子一起装入盘中，加各种调味料拌匀，即可。

◎ 药膳功效

此道菜具有清心、开胃、安定心神、调理肠胃功能的作用。莲子是一味补益效果很好的中药，其甘能补脾，平能实肠，其涩能固精，世人喜食，老少咸宜。这道药膳具有补脾益肺、养心益肾和固肠等作用，能够治疗心悸、失眠、体虚、遗精、慢性腹痛等症状。

月子养护

对症药材	对症食材
① 当归　② 熟地	① 乌鸡　② 羊肉
③ 白术　④ 黄芪	③ 黑豆　④ 牛奶
⑤ 党参	⑤ 猪肝

◀ 白术　　◀ 乌鸡

✿ 孕妇分娩以后，身体和子宫都需要时间来恢复。从胎儿生出到产后六周的这段时间就是产褥期，俗称"月子"。

健康诊所

·病因探究 月子，指从分娩结束到产妇身体恢复至孕前状态的一段时间。是从生产到产后的六周，也叫做产褥期。如果恢复得不好，会影响产妇的身体健康。

·症状剖析 产褥期内，如果不注意卫生和护理，易发生各种感染、乳腺炎、子宫脱垂、附件炎等多种疾病，严重威胁产妇健康。

本草药典 · 白芍

功效

性味 味苦酸、性凉。

挑选 以均匀、质坚实者为佳。

禁忌 虚寒性腹痛泄泻者忌食。

平肝养血，能调整月经周期

治疗头痛眩晕、对腹痛等有止痛功效

缓解四肢痉挛，自汗、盗汗

通利小便，消除水肿、浮肿

饮食宜忌

（宜）
- ✓ 多进食各种汤饮。汤类易消化吸收，还可促进乳汁分泌，利于补充营养。
- ✓ 生产出血和哺乳都会消耗身体里的铁，补充铁能避免发生贫血，还应该及时补充钙质。

（忌）
- ✗ 忌食生冷、辛辣、过于油腻的食物，避免影响肠胃和食欲。

保健小提示

　　这段时间卧室的环境应保持清洁、通风。室温保持在26℃～28℃最合适，夏季可以开风扇或空调，但产妇不可直接吹冷风。此外，洗澡应选择淋浴，时间不宜过长，10～15分钟为宜。

补血调经 + 利尿消肿

十全大补乌鸡汤

材料

【药材】当归、熟地、党参、炒白芍、白术、茯苓、黄芪、川芎、甘草、肉桂、枸杞、红枣各10克。

【食材】乌骨鸡腿1只。

做法

①乌骨鸡腿剁块，放入沸水汆烫、捞起、冲净，药材以清水快速冲洗。②将鸡腿和所有药材一起盛入炖锅，加7碗水以大火煮开。③转小火慢炖30分钟即成。

药膳功效

十全大补汤既补气又补血，促进血液循环、利尿消肿、提振精力，并滋肾补血、调经理带、消减疲劳，兼顾调理气血、经脉、筋骨、肌肉等组织及血液循环。搭配乌骨鸡炖补，不但适宜产后女性食用，也可治疗男女气血失调、虚弱而导致的性功能失调。

益气补血 + 补肝明目

黄芪猪肝汤

材料

【药材】当归1片，黄芪3钱，丹参、生地黄各1.5钱。

【食材】姜5片，米酒半碗，麻油1汤匙，猪肝4两，菠菜1/3把，水3碗。

做法

①当归、黄芪、丹参、生地黄洗净，加3碗水，熬取药汁备用。②麻油加葱爆香后，放入猪肝炒半熟，盛起备用。③将米酒、药汁入锅煮开，再放入猪肝煮开，接着放入切好的菠菜煮开，适度调味即可。

药膳功效

此汤有补益气血、益肝明目、利水消肿等功效。当归补血，黄芪补气，丹参活血通经，生地黄清热凉血，而姜、酒、麻油均温热行气，猪肝、菠菜补血。所有材料合用具有既补血又活血的作用，适于产后气虚血少，乳汁分泌不足的妇女食用，也适宜气血虚弱的癌症患者食用。

第八章·清热排毒篇

银花白萝饮　地黄虾汤

蒲公英银花茶　茵陈甘草蛤蜊汤

西红柿肉酱烩豆腐

熟地排骨煲冬瓜汤

四神粉煲豆腐

参须枸杞炖鳗　山药枸杞炖牛肉

蘑菇海鲜汤　瞿麦排毒汁

南瓜百合甜点　纤瘦蔬菜汤

多味百合蔬菜　桑杏菊花甜汤　菊花决明子茶

冬瓜薏仁鸭　荷叶鲜藕茶

陈皮绿豆汤

绿豆薏仁粥　车前草红枣汤　板蓝根西瓜汁

熟地排骨煲冬瓜汤

纤瘦蔬菜汤

多味百合蔬菜

清热排毒篇
特效药材推荐

桑叶

[功效]
清肺润燥，清肝明目。

[挑选]
上面黄绿色，下面色较浅，质脆，微苦涩者佳。

[禁忌]
肝燥者禁用。

车前草

[功效]
清热利尿，凉血解毒。

[挑选]
叶呈灰绿色而卷曲，有留存蒴果和花，味苦者佳。

[禁忌]
虚滑精气不固者禁用。

蒲公英

[功效]
化解热毒，消除恶肿。

[挑选]
其茎、叶都像苦苣，花黄色而大者佳。

[禁忌]
阳虚外寒、脾胃虚弱者忌用。

绿茶

[功效]
清热提神，降火明目。

[挑选]
条索细短、紧实，色泽绿匀，香气纯正浓郁，汤色黄绿者佳。

[禁忌]
肾功能不全、神经衰弱、失眠者慎用。

金银花

[功效]
清热解毒，养血止渴。

[挑选]
表面黄白色或绿白色，密被短柔毛，气清香，味淡、微苦。

[禁忌]
脾胃虚寒及气虚疮疡脓清者忌服。

鱼腥草

[功效]
清热解毒，排脓消痈。

[挑选]
以叶多、色绿、有花穗、鱼腥气浓，味微涩者为佳。

[禁忌]
虚寒性体质及疔疮肿疡而无红肿热痛者禁用。

决明子

[功效]
清肝明目，利水通便。

[挑选]
呈短圆柱形，平滑有光泽，质坚硬，以颗粒饱满、色绿棕者为佳。

[禁忌]
脾胃虚寒、脾虚泄泻及低血压等患者慎服。

茵陈

[功效]
通利关节，清热利湿。

[挑选]
多卷曲成团状，灰绿色，全体密被白色茸毛，绵软如绒。气清香，味微苦。

[禁忌]
非因湿热引起的发黄忌服。

特效食材推荐

芦笋

[功效] 帮助消化，降低血脂。

[挑选] 形状正直、笋尖花苞紧密、表皮鲜亮不萎缩，
细嫩粗大，基部未老化者佳。

[禁忌] 芦笋不宜生吃。

荷叶

[功效] 消暑利湿，散瘀止血。

[挑选] 微有清香气，味微苦。以叶大、完整无破碎，色绿者为佳。

[禁忌] 体瘦、气血虚弱者慎服。

菊花

[功效] 散风清热，平肝明目。

[挑选] 朵大肥厚，花瓣白色，花心淡黄色，干燥、质柔软，气芳香，味甘微苦。

[禁忌] 气虚胃寒、食少泄泻者慎服。

油菜

[功效] 清热爽神，清肝利胆。

[挑选] 大小适中，叶片肥厚适中、叶质鲜嫩，叶绿梗白且无蔫叶者佳。

[禁忌] 尿频、胃寒腹泻的人应少吃。

苦瓜

[功效] 解毒明目，补气益精。

[挑选] 瓜身表面颗粒越大越饱满，表示瓜肉越厚，颜色翠绿的比较鲜嫩。

[禁忌] 脾胃虚寒者不宜多食。

祛火排毒

 对症药材
1. 茵陈蒿 2. 玄参
3. 柴胡 4. 荷叶
5. 金银花

 对症食材
1. 西红柿 2. 排骨
3. 萝卜 4. 黄瓜
5. 冬瓜

◀ 荷叶

◀ 冬瓜

☀ 我们常常会提到"上火"，在中医上将，这是人体里的阴阳失衡造成的。要调理上火，就要滋阴补水。

健康诊所

·病因探究 过度劳累、压力过大、精神紧张等原因都可能引起身体里阴阳失衡，身体里的阳气过盛就会导致上火。从西医的角度来讲，上火是由维生素缺乏、内分泌失调、免疫力下降等原因引起的。

·症状剖析 胃火可以引起胃疼、便秘、口臭等症状；肺火会有咳嗽、黄痰、咽喉干痛等症状；肝火会引起烦躁、失眠，女性出现乳房胀痛、乳腺增生、月经不调等。

本草药典 · 茵陈

功效

性味 味苦酸、性凉。

挑选 红色或紫红色，质柔软、味甜，大小均匀。

禁忌 非因湿热引起的发黄忌服。

— 能促进胆汁分泌，可以退黄疸

增加心脏冠脉血流量，改善微循环 —

— 有降血压、降血脂等功效

有特殊的香味，能驱虫防蚊 —

✕ 饮食宜忌

宜
- ✓ 适宜多吃绿豆、金银花、苦瓜、蔬菜、水果等凉性食物。
- ✓ 宜多食用绿色蔬菜和新鲜水果，其中的纤维素能润肠通便，帮助身体排出毒素。

忌
- ✕ 饮食忌辛辣、刺激，少吃油脂类食物，及干燥和油炸食物。
- ✕ 避免羊肉、胡椒、辣椒等温热上火的食物。

👩‍⚕️ 保健小提示

　　经常饮水也是避免上火的好办法。尤其是早晨起床后，应该空腹喝400毫升凉开水，滋润身体和肠道，之后再吃早餐。另外，晚上睡觉前也需要补充水分，保持身体在睡眠中不会"缺水"。

清热解毒+消暑利尿

蒲公英银花茶

材料

【药材】 蒲公英1两，金银花（银花）1两。
【食材】 白糖适量。

做法

①将蒲公英、金银花冲净、沥干，备用。②砂锅洗净，倒入清水至盖满材料，以大火煮开转小火慢煮20分钟。③在熬煮的过程中，需定时搅拌，以免黏锅。最后，起锅前，加入少量白糖，拌匀，取汁当茶饮。

药膳功效

　　本药膳具有清热解毒、消暑、助消化的功效。蒲公英是较常用的药材，具有增进食欲，治疗胃炎，利尿、缓泻、退黄疸、利胆、助消化等功效。

本草详解

　　金银花因开花时开始为纯白，继而变黄而得名。性甘寒气芳香，清热而不伤胃，芳香可祛邪。能宣散风热、清解血毒，用于发热和咽喉肿痛等病。金银花和菊花一起泡茶饮用，能清热祛火、消暑明目。

利尿消肿+清热凉血

茵陈甘草蛤蜊汤

材料

【药材】 甘草5克，茵陈2.5克，红枣6颗。
【食材】 蛤蜊300克，盐适量。

做法

①蛤蜊用水冲净，以薄盐水浸泡吐沙，随后用清水冲洗一遍。②茵陈、甘草、红枣洗净，放入锅中，倒入4碗水，熬成高汤，熬到约剩3碗，去渣留汁。③将吐好沙的蛤蜊，加入汤汁中煮至开口，加盐调味即成。

药膳功效

　　本药膳有利尿、清热解毒、益气、益肝肾、消渴消肿的功效。适合上火头痛、目赤眼痛、咽喉肿痛、口舌生疮的人食用。甘草清热解毒，润肺止咳，尤其适用于痈疽疮疡、脾胃虚弱、倦怠乏力、心悸气短、咳嗽痰多等。

清肝明目+解毒清热 　　银花白菊饮

◎ 材料

【药材】金银花（银花），白菊花各10克。
【食材】冰糖适量。

◎ 做法

①银花、白菊花分别洗净、沥干水分，备用。②将砂锅洗净，倒入清水1000毫升。用大火煮开，倒入银花和白菊，再次煮开后，转为小火，慢慢熬煮。③待花香四溢时，加入冰糖，待冰糖完全溶化后，搅拌均匀即可饮用。

本草详解

菊花有"黄白两种，白者为胜"。经常服用白菊花，能增强毛细血管抵抗力、抑制毛细血管的通透性，具有预防心绞痛和抗炎的功效。经常饮用菊花酒可有延年益寿、健体强身的功效。

◎ 药膳功效

本药膳中的金银花和白菊花都是清热滋阴、祛火排毒的良药。两味煎茶合用，能更好地发挥其消炎解毒的作用。特别适合患有口疮、上火牙痛、咽痛的人饮用，但寒凉体质的人不适合此饮。

清热润燥+凉血生津 　　地黄虾汤

◎ 材料

【药材】生地黄30克。
【食材】虾3只，精盐适量。

◎ 做法

①生地黄洗净后，放在盘中备用。将虾洗净后，放入沸水氽烫去腥、杀菌，然后捞起放在盘中备用。②净锅加水，将水烧开后，把事先准备好的虾和生地黄放入锅中，炖大约30分钟。③加入盐调味，将地黄鲜虾汤盛入碗中即可食用。

◎ 药膳功效

本药膳有清热、生津、润燥、凉血、止血的作用，用于治疗热病热邪、舌绛口渴、身发斑疹、阴虚火盛、咽喉肿痛、吐血衄血、阴虚火旺便秘、糖尿病及类风湿关节炎。虾味甘性温，含有丰富的蛋白质，有滋补身体及美肤的功效。

生津止渴+排毒健胃

西红柿肉酱烩豆腐

材料

【药材】石斛10克，白术10克，甘草5克。
【食材】豆腐、西红柿各150克，蘑菇50克，猪绞肉200克，洋葱末1大匙。

做法

①将各种药材洗净，放入锅中，加750毫升水，煮滚后转小火，熬煮至水量剩500毫升后，过滤汤汁备用。②豆腐放入盐水氽烫后，捞起切块；西红柿、蘑菇分别洗净后，切末备用。③热油锅加入1大匙色拉油，放洋葱末炒香，再倒入猪绞肉、药汁及其他调味料，翻炒片刻即可出锅。

药膳功效

本药膳具有生津止渴、健胃消食、凉血平肝和清热解毒等功效，适合于高血压、眼底出血、高脂血症、冠心病等患者食用。西红柿还有助消化和利尿作用，可改善食欲。

本草详解

石斛能促进胃液分泌，助消化，具有一定解热镇痛作用，可治疗低热烦渴、呕逆少食、胃脘隐痛等。表面金黄色，有光泽，质柔韧而结实的质量好。用石斛和菊花加枸杞煎茶，能补肾明目。

清热降火+除燥安神

熟地排骨煲冬瓜汤

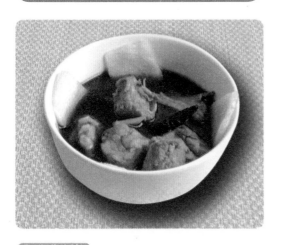

材料

【药材】熟地50克。
【食材】冬瓜100克，姜10克，盐3克，鸡精1克，胡椒粉2克，排骨300克。

做法

①将所有材料洗净，排骨剁成块，冬瓜切片。烧油锅，炒香姜片、葱段，放适量清水用大火煮开，放入排骨氽烫，滤除血水。②砂锅上火，放入备好的排骨，加入姜片、熟地，大火炖开后，转小火炖约40分钟，再加入冬瓜煲熟，调味拌匀，即可食用。

药膳功效

此汤清热降火，老少皆宜，具有滋阴补血、补益肝肾的功效，可用于治疗阴虚血少、腰膝萎弱及劳嗽骨蒸、遗精、崩漏、月经不顺、耳聋目眩等症状。熟地可治阳虚肝旺所引起的烦躁、失眠、潮热、盗汗、头目晕眩及心神不宁、健忘、白带过多等病症。

促进代谢

① 当归　② 枸杞
③ 参须　④ 山药

◀ 山药

◀ 牛肉

☀ 人的生命离不开身体的新陈代谢，与外界进行着物质和能量的交换。一旦代谢出现了问题，身体的各种功能都会受到影响。

健康诊所

病因探究 当人处于亚健康状态时，身体就会出现一系列的代谢问题。消化系统、循环系统、内分泌系统等都可能出现异常，还会出现免疫力下降等。老年人的身体代谢也会减慢，出现代谢不良的症状。

症状剖析 会出现消化不良、食欲不振，因血液循环不畅，身体上会疲乏无力，体力衰弱，还会有抵抗力低下、失眠多梦等症状。

本草药典 ・ 当归

性味 性温，味甘、辛。

挑选 深黄色，略有焦斑，香气浓厚者佳。

禁忌 月经过多、大便溏泄者不宜服用。

功效

- 具有镇静、止咳平喘的作用
- 抗氧化，清除身体内的自由基
- 扩张血管，抗心率失调
- 补血活血，调经止痛，润肠通便

饮食宜忌

宜
- ✓ 身体里的水分是新陈代谢的基础，应当多喝水，保持身体内水分充足。
- ✓ 吃一些蛋白质类食物，如肉蛋奶等，都可以促进新陈代谢。
- ✓ 多吃蔬菜水果，补充维生素能有效地调节代谢。

忌
- ✗ 不宜吃太多干燥、辛辣和上火的食品。

保健小提示

泡澡是促进新陈代谢的简单方法，可以洗热水澡来促进血管收缩、扩张，并发汗。具体方法是每次泡澡3分钟，休息5分钟再入浴，重复三次。心脏不好的人可采用热水泡脚来取代。

促进代谢+补肝明目

参须枸杞炖河鳗

材料

【药材】 参须15克，枸杞10克。

【食材】 河鳗500克，盐2小汤匙。

做法

①鳗鱼洗净，去鱼鳃、肠腹后切段，汆烫去腥，捞出再冲净，盛入炖锅。参须冲净，撒在鱼上，加水盖过材料。②移入电饭锅，炖至开关跳起，揭开锅盖撒进枸杞，再按一次开关直至跳起，加盐调味即可。

药膳功效

本药膳能益气生津、润肺、补肝明目、增强抵抗力。参须有补气养神的功效，河鳗能补血活血，两者搭配枸杞，则可以起到气血双补的作用，特别适合血虚无力、面色苍白、手脚颤抖、皮肤干燥的人食用，能有效地促进身体代谢。

补脾强筋+分解脂肪

山药枸杞炖牛肉

材料

【药材】 枸杞10克，山药 600克。

【食材】 牛膝肉500克，盐2小匙。

做法

①牛肉切块、洗净汆烫捞起再冲净1次，山药削皮洗净切块。②将牛肉盛入煮锅，加7碗水以大火煮开，再转小火慢炖1小时。③加入山药、枸杞，续煮10分钟，加盐调味即可。

药膳功效

本药膳有补脾胃、益气血、强筋骨、促进脂肪分解的功效。牛肉既能补气又能补血，搭配补气功效显著的山药和滋阴补血的枸杞，能缓解气血亏虚引起的疲倦乏力、头昏嗜睡、抵抗力下降等症状。

本草详解

山药去皮时，流出的黏液中含有生物碱和蛋白酶，对皮肤有刺激作用，严重的会导致皮肤过敏红肿。因此，在给山药去皮和切块时，可以带上料理手套操作。

消脂瘦身

 对症药材　 对症食材

对症药材	对症食材
❶ 防风　❷ 白术	❶ 豆腐　❷ 蘑菇
❸ 甘草　❹ 莲子	❸ 西红柿　❹ 玉米
❺ 瞿麦　❻ 紫苏	❺ 白萝卜　❻ 南瓜

◀ 瞿麦　◀ 南瓜

☼ 现在肥胖已经成了人们生活中最常见的困扰，而且肥胖的发生越来越趋向于年轻化。人们应该更加注重如何减肥瘦身了。

健康诊所

病因探究 肥胖可由遗传因素、代谢功能等原因引起。常见的老年性肥胖则与激素分泌有关。平常饮食过盛，但却缺乏运动，能量消耗过少也是肥胖的重要诱因。痰湿体质的人更容易发胖。

症状剖析 身体中脂肪含量增加，随之而来的有高血脂、头昏嗜睡、身体沉重，还会出现冠心病、关节损伤、肝脏和胰腺疾病等。

本草药典　绞股蓝

性味 性寒、味苦。

挑选 以气味清新，其形绵长者佳。

禁忌 服用后出现头晕、呕吐等症状，应立即停用。

功效

有镇静、催眠、抗紧张作用，治疗偏头疼

降血压，降血脂，降血糖

提高免疫力，消除肥胖

抗菌消炎，抗肠胃溃疡和肿疡

饮食宜忌

（宜）
- ✓ 吃一些辛辣的食品，如生姜、胡椒、花椒、辣椒等，会提升新陈代谢功能，消耗脂肪。
- ✓ 可以适当增加鸡蛋、鱼、肉等高蛋白的摄入，有助于瘦身。

（忌）
- ✗ 尽量减少甜食，可用红糖、蜂蜜代替白糖。
- ✗ 日常饮食中，控制米饭、馒头、面包等淀粉类食物的摄入，防止过多的淀粉转化成脂肪。

保健小提示

　　减肥不可急于求成，尤其不要过度节食，否则不仅会伤害肠胃，还会引起代谢紊乱，甚至导致脂肪肝。正确的方法是合理饮食配合慢跑、游泳、瑜伽等运动，使身体脂肪的消耗增加，自然就会瘦下来了。

清热健脾+促进消化

四神粉煲豆腐

◎ 材料

【药材】四神粉（中药店有售）2 两。
【食材】豆腐600克，冬菇50克，笋片30克，胡萝卜20克，葱花、酱油、酒各适量。

◎ 做法

①豆腐切块抹上盐；冬菇去蒂；胡萝卜切片。油锅烧热后，放入豆腐，稍油炸后捞起。②将豆腐、冬菇、笋片、胡萝卜放入煲锅后，再将酱油、酒及调水后的四神粉倒入锅内。③大火煮沸后转小火煲 1 个小时，撒上葱花即可起锅。

◎ 药膳功效

本药膳富含维生素，又可健脾清热，适合想减肥者食用。四神粉是以淮山、芡实、茯苓、莲子四味为主，再加少许薏仁组合而成的，具温和平补之效，可改善食欲不振、肠胃消化吸收不良、容易腹泻等病症，也同样适合脾胃虚弱等患者食用。

美容护肤+降低血脂

蘑菇海鲜汤

◎ 材料

【药材】茯苓10克，蜂蜜适量。
【食材】蘑菇150克，虾仁60克，粳米100克，胡萝卜、青豆、洋葱适量。

◎ 做法

①将药材洗净，打包煮沸，滤取药汁备用；虾仁洗净（除泥肠后）切小丁，其他材料照做。②锅烧热，放入奶油，爆香洋葱丁，再倒入滤取的汤汁、胡萝卜丁等其他材料。③煮滚后盛盘，再撒上少许胡椒粉即可。

◎ 药膳功效

本汤能净化血液、排泄毒性物质。经常食用可净化体内环境，是一种很好的减肥美容食品。蘑菇所含的大量植物纤维，具有防止便秘、预防糖尿病及大肠癌、降低血液中胆固醇含量的作用。而且蘑菇又属于低热量食品，可以防止发胖，对高血压、心脏病患者十分有益。

安神润肺+利尿排毒

瞿麦排毒汁

◎ 材料

【药材】莲子10克，瞿麦5克。

【食材】苹果50克，梨子50克，小豆苗15克，果糖1/2大匙。

◎ 做法

①全部药材与清水置入锅中浸泡30分钟后，以小火加热煮沸，约1分钟后关火，滤取药汁待凉。②苹果、梨子洗净切小丁；小豆苗洗净切碎。③全部材料、果糖、药汁放入果汁机混合搅拌，倒入杯中即可饮用。

◎ 药膳功效

此汤具有生津止渴、调经安神的作用。瞿麦可治小便不通，淋病，水肿，经闭，痈肿。常将此汤配合其他有益调经的食材可使月经变得规律。

🌿 本草详解

瞿麦苦寒，能清心祛热，利小肠、膀胱湿热。故治血淋、尿血时常用，并有活血祛瘀的作用，配合当归、川芎、红花、桃仁等，可用于治疗经血郁结等。瞿麦的穗部利尿作用比茎部效果好。

润肺止咳+润肠消脂

南瓜百合甜点

◎ 材料

【药材】百合250克。

【食材】南瓜250克，白糖10克，蜂蜜适量。

◎ 做法

①南瓜洗净，先切成两半，然后用刀在瓜面切锯齿形状的刀纹。②百合洗净，逐片削去黄尖，用白糖拌匀，放入勺状的南瓜中，盛盘。③煮开后，大火转入小火，约蒸煮8分钟即可。取出，淋上备好的蜜汁即可。

◎ 药膳功效

百合具有润肺止咳、清脾除湿、补中益气、清心安神的功效。南瓜可健脾养胃、消滞减肥。因此，这款粥可作肥胖及神经衰弱者食疗之用。

🍒 食材百科

南瓜含有丰富的食物纤维和果胶，能帮助排便通畅，排出积累在肠道里的毒素，并能防止大肠癌。此外，南瓜还能提高身体的抵抗力，其中的胡萝卜素具有缓解眼睛疲劳的功效。

🚹🚺 减肥瘦身+凉血清热

纤瘦蔬菜汤

◉ 材料

【药材】紫苏10克，苍术10克。

【食材】白萝卜200克，西红柿250克，玉米笋100克，绿豆芽15克，清水800毫升，白糖适量。

◉ 做法

①全部药材与清水800毫升放入锅中，以小火煮沸，滤取药汁备用。②白萝卜去皮洗净，刨丝；西红柿洗净，切片；玉米笋洗净切片。③药汁放入锅中，加入全部蔬菜材料煮沸，放入白糖调味即可食用。

◉ 药膳功效

蔬菜汤富含维生素和矿物质，能排出体内毒素，延缓细胞的老化，使病变组织恢复健康，还能增强免疫力。

🌿 本草详解

紫苏又叫罗勒，以茎、叶及子实入药。能散寒解表，理气宽中，当感冒引起咳嗽、发热、胸闷时，以紫苏煮粥或煎水都有很好的效果。干的紫苏碎可做烧烤时的腌料，鲜的紫苏叶可以做汤、煮粥，使用方法和香叶类似。

🚹🚺 润肺补气+止血润肠

多味百合蔬菜

◉ 材料

【药材】百合30克。

【食材】豌豆荚15克，新鲜香菇、白木耳、青椒、红椒、百合各10克，低钠盐0.5克，淀粉4克，盐5克。

◉ 做法

①将全部材料洗净，百合剥片；白木耳泡软，摘除老蒂，放入滚水汆烫，捞起沥干；香菇切粗条，放入滚水汆烫捞起、沥干备用。②起油锅，放入百合炒至透明，加入香菇、白木耳拌炒，再加盐、豌豆、红椒快炒，放入淀粉、水勾薄芡，即可食。

◉ 药膳功效

此药膳具有补肺、润肺、补血养神的功效，还具有美容润肤的功效。常食可以起到减肥、塑身的效果。需要注意的是，百合性偏凉，患有风寒咳嗽、虚寒出血、脾虚便溏的人应忌食。

清热明目

中医讲"肝开窍于目"，因此当人身体里肝火过于旺盛时，就会影响到眼睛。如果想改善这些症状就要从清肝明目做起。

◀ 桑叶

◀ 芝麻

健康诊所

病因探究 身体里肝火过旺会引起眼睛的一系列症状，长时间注视屏幕、用眼过度也会引起眼睛的疲劳疼痛。此外，结膜炎、沙眼等疾病会影响泪液的分泌，使眼睛因缺乏滋润而干涩疼痛。

症状剖析 沙眼会出现眼睛干涩、发痒、充血变红，严重者会出现炎症，有砂粒摩擦的感觉，迎风流泪。过度疲劳时眼睛会赤涩目痛，即眼睛出现发红、疼痛、干涩等不适感。

本草药典 菊花

性味 味苦酸、性凉。

挑选 花朵完整，气味清香，颜色新鲜者佳。

禁忌 气虚胃寒、食少泄泻者慎服。

功效

其香气能清心健脑，还有润肠排毒等作用

有镇静、解热作用，能预防流感

治疗肝热引起的目赤多泪，视物模糊

扩张血管，促进血液循环，降血压

饮食宜忌

宜
- ✓ 日常饮食应选择清淡的食物。
- ✓ 多食富含维生素A的食物，如胡萝卜、动物肝脏、鱼类等。
- ✗ 少食辛辣、燥热之食物，避免加重肝火。

忌
- ✗ 不宜多吃大蒜、韭菜等"伤目"的蔬菜，这些蔬菜性温热，吃多了会加重眼睛的赤涩疼痛。

保健小提示

眼睛干涩时可以泡一杯茶，等水变温时，把双手拢于杯口，眼睛微眯，让水蒸气熏蒸一下眼睛。等喝完茶之后，用化妆棉蘸茶水敷眼，也有很好的清目明目的效果。

祛风清热+凉血明目

桑杏菊花甜汤

◎ 材料

【药材】 桑叶10克，菊花10克，枸杞10克。
【食材】 杏仁粉50克，果冻粉15克，白砂糖25克。

◎ 做法

①桑叶入锅中，加水，以小火加热至沸腾，约1分钟后关火，滤取药汁备用。②杏仁粉与果冻粉倒入药汁中，以小火加热搅拌，沸腾后倒入盒中待凉，入冰箱冷藏。③菊花、枸杞放入锅中倒入清水，以小火煮沸，加入白砂糖搅拌溶化备用；将凝固的杏仁冻切块倒入药汁中即可食用。

◎ 药膳功效

　　桑叶菊花合用，具有疏散风热、清泄肺肝的功效，可缓解头晕头痛，及目赤肿痛等症。

本草详解

　　桑叶能疏散风热，清肺润燥，平抑肝阳，清肝明目。常配菊花，用于风热感冒及目赤肿痛。治咽喉红肿、牙痛、口疮等都可用桑叶煎水服用。此外，桑叶还有降脂、降糖、利尿功效。

养肝明目+通便益肾

菊花决明子茶

◎ 材料

【药材】 决明子15克，红枣15颗。
【食材】 黑糖10克，菊花10克。

◎ 做法

①红枣洗净，切开去除枣核；决明子、菊花各自洗净，沥水，备用。②决明子与菊花先加水800毫升，以大火煮开后转小火再煮15分钟。③待菊花泡开，决明子熬出茶味后，用滤网滤净残渣后，加入适量黑糖，搅拌、调匀即可。

◎ 药膳功效

　　菊花茶可以清肝明目，加入决明子后增强了清肝明目、疏风解热的功效。此外，本饮还有降脂通便的作用，使热毒能顺利排出体外。

本草详解

　　决明子有利胆保肝、抗菌消炎、润肠通便、明目、降低胆固醇和强心、缓泻的作用。常用于治疗便秘及高血脂、高血压、目赤涩痛、头痛眩晕、大便秘结。

消夏解暑

✿ 夏季天气炎热，暑热侵袭会使湿热内阻而引起相应的症状，如头昏、精神萎靡、食欲不振等，消夏解暑就成了关键。

对症药材	
❶薏仁	❷冬瓜皮
❸荷叶	❹莲藕
❺车前草	❻板蓝根

对症食材	
❶绿豆	❷鸭肉
❸西瓜	❹小米
❺芹菜	❻酸梅

◀冬瓜皮　　◀芹菜

健康诊所

·病因探究· 夏天，在高温下，人们容易发生中暑，而引起中枢神经系统和循环系统的症状。中暑的发生不仅和气温有关，还与湿度、劳动、曝晒、体质强弱、营养状况及水分供给等情况有关。

·症状剖析· 轻度中暑会有大量出汗、口渴、头昏、胸闷、心悸、恶心、四肢无力的症状，体温会在38.5℃以上，并伴有面色潮红、胸闷、皮肤灼热等现象。重症中暑会发生高热，甚至昏厥。

本草药典 · 冬瓜皮

性味 味甘、性凉。

挑选 以皮薄、色灰绿、有粉霜者为佳。

禁忌 因营养不良而致虚肿慎服。

功效

利尿，治疗小便不利、短赤等症状

消除暑热引起的口渴

有消除水肿的作用，能排出身体内多余水分

饮食宜忌

宜
- ✓ 天热时多吃清淡、易消化的食品，如稀粥、蒸蛋、冬瓜汤等
- ✓ 适当吃些粗粮，如玉米、麦片和小米粥。
- ✓ 夏天做菜可适当咸一些，补充出汗带走的盐分，并要保证及时补充水分。

忌
- ✓ 夏季新陈代谢快，要注意补充蛋白质、维生素和钙。

保健小提示

夏季做户外运动要注意预防中暑，避开中午最热的时候，要戴遮阳帽或运动帽，防止阳光直射头部。控制运动量，不要过于剧烈，感到不舒服时，及时休息。

🧑‍🍳 理气化痰+清热消暑

陈皮绿豆汤

🔵 材料

【药材】陈皮5克。

【食材】绿豆30克，绿茶包1袋，砂糖10克。

🔵 做法

①将陈皮洗净，切成小块；绿豆洗净，浸泡2小时。②砂锅洗净，将绿茶与陈皮放入，先加水800毫升，滚后小火再煮5分钟，滤渣取汤。③在汤内加入泡软的绿豆与少许砂糖，续煮10分钟，滤出汤即可饮用。剩余的绿豆可留待以后进食。

🔵 药膳功效

本药膳具有利尿下气、清热解暑的功效，还能起到排清体内毒素的作用，能润皮肤、降血压和降血脂、防止动脉粥样硬化等，对热肿、消渴、痈疽、痘毒、斑疹等也有一定的疗效。

🧑‍🍳 利尿消肿+滋阴明目

冬瓜薏仁鸭

🔵 材料

【药材】薏仁20克，枸杞10克。

【食材】鸭肉500克，冬瓜、油、蒜、米酒、高汤各适量。

🔵 做法

①将鸭肉、冬瓜切块。②在砂锅中放油、蒜等调味料，和鸭肉一起翻炒，再放入米酒和高汤。③煮开后放入薏仁，用大火煮1小时，再放入冬瓜，小火煮熟后食用。

🔵 药膳功效

此汤中三味材料都有清热解暑的功效，其中冬瓜清热解暑，薏米美白养颜，鸭肉清润滋补，而且汤水清甜可口，因此是夏季消除暑热的首选。

🍒 食材百科

鸭肉能滋阴，适合体质虚弱、食欲不振、大便干燥的人食用。著名的菜肴有玉竹老鸭汤、盐水鸭、香樟鸭、烤鸭等做法。要除去鸭肉的腥味，可先去掉尾部的油脂腺，焯水之后再烹调。

荷叶鲜藕茶

清血散瘀 + 清热润肺

◉ 材料

【药材】荷叶1/2片。

【食材】鲜藕150克，冰糖适量，清水适量。

◉ 做法

①将买来的鲜藕、荷叶洗净，荷叶汆烫去涩，鲜藕削皮、切片。②将鲜藕、荷叶放入锅中，加水至盖过材料，用大火烧开，搅拌均匀，以大火煮开转小火，煮约20分钟。加冰糖调味即可。

◉ 药膳功效

本药膳能凉血清热、消暑解热。具有降脂、排毒养颜、滋肝润肺等多种功效。适用于热病烦渴、小便热痛、暑热头晕、中暑恶心、呕吐反胃等。经常饮用还能清理肠胃、消脂瘦身，是女性减肥的好选择。

食材百科

藕味甘性寒，清脆微甜，可生食也可用来做菜，生食能清热化瘀，止渴润燥；熟吃有健脾开胃，固精止泻的功效。可用来炖鸡炖肉，能滋阴补益，强健身体。尤其是藕粉，既富有营养又易消化。

绿豆薏仁粥

清热解毒 + 利尿消暑

◉ 材料

【药材】薏仁10克。

【食材】绿豆10克，低脂奶粉25克。

◉ 做法

①先将绿豆与薏仁洗净、泡水，大约2小时即可泡发。②砂锅洗净，将绿豆与薏仁加入水中滚煮，水煮开后转小火，将绿豆煮至熟透，汤汁呈黏稠状。③滤出绿豆、薏仁中的水，加入低脂奶粉搅拌均匀后，再倒入绿豆牛奶中。

◉ 药膳功效

绿豆及薏仁都有消暑利尿、改善水肿的效果。绿豆还有解毒的效果，使体内毒素尽快排出。夏天常饮此汤可以很好起到清热消暑的作用。

本草详解

薏仁有健脾祛湿、利水消肿、清热化痰等功效。适合水肿、小便不利、脾虚者食用。以薏米煮粥，可有效消除身体的燥热和沉重感。常食还可使皮肤细腻，消除粉刺、色斑，美容养颜。

荒干里气蒂

健脾益骨痛

润肺止咳篇

兹补养肾痛

补血护心篇

美容养颜篇

女性护理篇

清热排毒篇

体质调理篇

(♨) 清肝明目＋清热解毒

车前草红枣汤

◎ 材料

【药材】车前草（干）50克。

【食材】红枣15颗，冰糖2小匙。

◎ 做法

①将红枣洗净、泡发，备用；车前草洗净，备用。②砂锅洗净，倒入1000毫升的清水，以大火煮开后，放入车前草，大火改为小火，慢熬40分钟。③待熬出药味后，加入红枣，待其裂开后，加冰糖，搅拌均匀后，即可。

◎ 药膳功效

本汤能补气血、安神、健脾胃、清肝明目、清热解毒。车前草可清热利尿，祛痰止咳，清肝明目。与红枣配伍，相得益彰，可以起到清热利尿、滋阴益肾的作用。

本草详解

车前草常长在道路旁，是一种味道鲜美的野菜，整株都可以食用，没有毒副作用。用它煎汤煮茶，有利水通淋、清热解毒、清肝明目、祛痰、止泻的功效。

(♨) 清热解毒＋凉血解暑

板蓝根西瓜汁

◎ 材料

【药材】板蓝根8克，山豆根8克，甘草5克。

【食材】红肉西瓜300克，果糖2小匙。

◎ 做法

①将药材洗净，沥水，备用。②全部药材与清水150毫升置入锅中，以小火加热至沸腾，约1分钟后关火，滤取药汁降温备用。③西瓜去皮，切小块，放入果汁机内，加入晾凉的药汁和果糖，搅拌均匀倒入杯中，即可饮用。

◎ 药膳功效

本饮品能清热解暑、除烦止渴、通利小便，可治暑热烦渴、热盛伤津、小便不利以及咽喉肿痛、口疮等症状。

本草详解

板蓝根是草大青的根部，具有清热解毒、凉血消肿、利咽的功效。泡水喝可以防治腮腺炎和流行性感冒。它的叶子是大青叶，辛凉解表，能治疗咽喉肿痛、感冒、咳痰发热等症状。

第九章·体质调理篇

灵芝黄芪炖肉　黄精蒸土鸡

人参鹌鹑蛋　苁蓉羊肉粥

党参煮马铃薯

黄芪牛肉蔬菜汤

人参雪梨乌鸡汤　枸杞黄芪蒸鳝片

陈皮丝里脊肉

糖枣芹菜汤　紫米甜饭团

银耳优酪羹　百合豆沙羊羹

黄精炖猪肉　银耳橘子汤

党参黄芪排骨　芡实莲子薏仁汤

白果蒸蛋　黑豆洋菜糕　蔬菜鲜饭团

糯米甜红枣　山药炒豌豆　党参煲牛蛙

黄精蒸土鸡

党参煮马铃薯

山药炒豌豆

体质调理篇
特效药材推荐

黄芪

[功效]
生肌补血，益气壮骨。

[挑选]
表面灰红棕色，断面纤维状并显粉性，有豆腥味。

[禁忌]
痈疽初起者禁服。

灵芝

[功效]
补气养血，养心安神。

[挑选]
盖面黄褐色至红褐色，有同心环带和环沟，并有纵皱纹，表面有光泽。

[禁忌]
儿童慎用。

红花

[功效]
活血通经，散瘀止痛。

[挑选]
花红色或红黄色。质柔软。具特异香气，味微苦。用水泡后，水变金黄色，花不退色。

[禁忌]
孕妇慎服。

黑枣

[功效]
滋补肝肾，润燥生津。

[挑选]
皮色乌黑发亮，黑中泛红，颗大均匀，短壮圆整，顶圆蒂方，皮面皱纹细浅。

[禁忌]
不可空腹食用。

大茴香

[功效]
温阳散寒，理气止痛。

[挑选]
红棕色，顶端呈鸟喙状，上侧开裂；种子饱满，有浓郁香气，味辛甜者佳。

[禁忌]
阴虚火旺，患眼病或者胃热便秘者忌食。

木耳

[功效]
温肺止血，补气清肠。

[挑选]乌黑光滑，背面呈灰白色，片大均匀，体轻干燥，半透明，有清香气味。

[禁忌]胃寒腹泻者不宜多吃。

车前子

[功效]
清热利尿，渗湿止泻。

[挑选]
呈椭圆形，表面棕褐色或黑棕色，以粒大、色黑、饱满者为佳。

[禁忌]
肾虚寒者尤宜忌之。

川乌

[功效]
祛风除湿，温经止痛。

[挑选]
表面棕褐色，断面类白色或浅灰黄色，形成层环纹呈多角形。气微，味辛，麻舌。

[禁忌]
不宜与贝母类、半夏、白及、白蔹、天花粉、瓜蒌类同用。

特效食材推荐

香蕉

[功效] 清热解毒，润肠通便。

[挑选] 挑选香蕉要看颜色，表皮颜色鲜黄光亮，两端带青，表示成熟度较好。

[禁忌] 畏寒体弱和胃虚的人不宜多吃。

紫甘蓝

[功效] 增强体质，宽肠通便。

[挑选] 分量沉，叶片包裹紧凑，颜色紫红发亮，有光泽的紫甘蓝新鲜。

[禁忌] 无特殊禁忌。

芝麻

[功效] 补血明目，益肝养发。

[挑选] 色泽鲜亮、纯净，外观白色，大而饱满，皮薄，嘴尖而小者佳。

[禁忌] 患有慢性肠炎，便溏腹泻者忌食。

苹果

[功效] 生津润肺，除烦解暑。

[挑选] 果实形状饱满、果肉硬脆、无疤痕，且外皮光滑，颜色不混浊者佳。

[禁忌] 冠心病、心肌梗死、肾病患者慎食。

香瓜

[功效] 消暑解渴，利尿消肿。

[挑选] 形状饱满，瓜皮无损伤疤结，颜色黄白、均匀者佳。

[禁忌] 脾胃虚寒、腹胀便溏者忌食。

气虚体质

① 灵芝　② 人参
③ 黄芪　④ 肉苁蓉
⑤ 黄精　⑥ 党参

① 鹌鹑蛋　② 蔬菜
③ 牛肉　④ 鸡肉
⑤ 羊肉　⑥ 山药

◀ 人参

◀ 山药

❀ 我们常说"人活一口气，佛为一炷香"，在中医理论中，人活着更是离不开"气"。身体里的"气"不足就是气虚。

健康诊所

• 病因探究　气虚体质可由先天禀赋不足引起。有偏食、厌食、过度节食习惯的人，会因营养摄取不足而易气虚。工作压力大，精神紧张焦虑，长时间熬夜的人，因为身体消耗过大，也容易形成气虚体质。

• 症状剖析　畏寒发冷，反复感冒，或低烧不愈；精神萎靡，反应迟钝；低血压，心慌，喜静不喜动；四肢无力，易疲劳；食欲不振，便秘但不结硬，或大便不成形。性格内向，容易出现精神抑郁等症状。

本草药典　灵芝

功效

性味　味甘，性平

挑选　皮壳紫黑色，有漆样光泽者佳。

禁忌　大量使用会有严重的副作用。

止咳平喘，治疗咳喘痰多等症

补心益气，治疗心神不宁、失眠心悸等

能改善虚劳短气、不思饮食、口干烦渴等

饮食宜忌

宜
　✓ 多吃糯米、黑米、黍米、燕麦等，蔬果要多吃南瓜、红枣、桂圆等。
　✓ 日常饮食中，要荤素搭配，营养平衡。

忌
　✗ 少吃如白萝卜、芹菜、山楂等"破气"的食物。
　✗ 少吃辛辣刺激的食物，包括辣椒、生葱、生蒜等。

保健小提示

　气虚的人不适合做剧烈运动，而一些轻度的有氧运动，如散步、慢跑、羽毛球等都非常适合气虚体质的人。瑜伽动作轻柔舒缓，非常适合气虚的人用来调养身体。

补中益气＋养心安神

灵芝黄芪炖肉

材料

【药材】灵芝少许，黄芪15克。
【食材】瘦肉500克，料酒、葱、姜、盐、胡椒粉各适量。

做法

①黄芪洗净润透切片，葱、姜拍碎，瘦肉洗净后，放入沸水锅中汆烫去血水捞出，再用清水洗净切成小方块。②黄芪、瘦肉、葱、姜、料酒、盐同入碗内，注入适量清水，隔水炖煮。煮沸后，捞去浮沫，改用小火炖，炖至瘦肉熟烂，用盐、胡椒粉调味即成。

药膳功效

这道菜具有补中益气、补肺益肾、养心安神的功效。其中灵芝具有保护肝细胞、降血糖、调节植物神经、降低胆固醇、升高白血球、提高机体抗病能力等多种作用，适用于神经衰弱、失眠、食欲不振、慢性肝炎、高血压、高胆固醇、冠心病等患者。

益气润肺＋强筋壮骨

黄精蒸土鸡

材料

【药材】黄精、党参、山药各30克。
【食材】土鸡1只（重约1000克），姜、川椒、葱、食盐、味精各适量。

做法

①将土鸡洗净剁成1寸见方的小块。放入沸水中烫3分钟后，装入汽锅内，加入葱、姜、食盐、川椒、味精。②再加入黄精、党参、山药盖好汽锅，放入蒸锅蒸3小时即成。

药膳功效

黄精又名鹿竹、野生姜、黄芝等，味甘、性平，具有补中益气、润心肺、强筋骨等功效，可治虚损寒热、肺痨咳血、病后体虚食少、筋骨软弱、风湿疼痛、风癞癣疾等。本菜适用于脾胃虚弱、体倦无力者，效果显著，但中寒腹泻、痰湿痞满、气滞者忌服。

健脾益胃+消除疲劳

人参鹌鹑蛋

材料

【药材】人参7克，黄精10克。

【食材】鹌鹑蛋12个，精盐、白糖、麻油、味精、淀粉、高汤、酱油等各适量。

做法

①将人参煨软、切段后蒸2次，收取滤液，再将黄精煎2遍，取其浓缩液与人参液调匀。②鹌鹑蛋煮熟去壳，一半与黄精、盐、味精腌渍15分钟；另一半用麻油炸成金黄色备用。另用小碗把高汤、白糖、酱油、味精等调成汁。③将鹌鹑蛋和调好的汁一起下锅翻炒，最后连同汤汁一同起锅，再加入腌渍好的另一半鹌鹑蛋即可。

药膳功效

鹌鹑蛋对神经衰弱、月经不调、高血压等疾病有调补作用，还可用于养颜、美肤。这道菜可健脾益胃、强壮身体，适合体质虚弱、贫血、月经不调、脾胃不足、食欲不振、消化不良、四肢倦怠的人食用。

补肾助阳+润肠通便

苁蓉羊肉粥

材料

【药材】肉苁蓉2～3钱。

【食材】羊肉60克，白米100克，葱白2根，姜3片，盐适量。

做法

①将肉苁蓉洗净，放入锅中，加入适量的水，煎煮成汤汁，去渣备用。②羊肉洗净余烫一下，去除血水，再洗净切丝，备用；白米淘洗干净，备用。③在苁蓉汁中加入备好的羊肉、白米同煮，煮沸后再加入姜、盐调味。

药膳功效

这道粥品具有补肾助阳、健脾养胃、润肠通便的功效，适用于肾气虚衰所导致的阳痿、遗精、早泄、女子不孕、腰膝冷痛、尿频、夜间多尿等各种病症。

食材百科

羊肉能补肾壮阳、祛寒暖中、补益气血、健脾开胃，是补阳气的好食物，非常适合冬天食用。能改善气血不足引起的脾胃虚冷、食欲不振、尿频等症状。

降低血脂+治疗溃疡

党参煮马铃薯

材料

【药材】 党参15克。

【食材】 马铃薯300克，料酒、葱各10克，姜5克，盐3克，味精2克，芝麻油15克。

做法

①将党参洗净，切薄段；马铃薯去皮，切薄片；姜切片，葱切段。②将党参、马铃薯、姜、葱、料酒一同放入炖锅内加水，置大火上煮沸，再改用小火烧煮35分钟，加入盐、味精、芝麻油调味即成。

药膳功效

本药膳能补充维生素、膳食纤维，可预防消化道癌症，控制胆固醇。这道菜特别适合体质虚弱、气血不足、体虚盗汗等患者食用。

食材百科

马铃薯含有丰富的B族维生素和优质纤维素，在延缓人体衰老过程中有重要作用。另外，马铃薯富含的膳食纤维、蔗糖，有助于防治消化道癌症和控制血液中胆固醇的含量。

益气益阳+增强体力

黄芪牛肉蔬菜汤

材料

【药材】 黄芪25克。

【食材】 牛肉500克，西红柿2个，绿花椰菜、马铃薯各1个，盐2小匙。

做法

①牛肉切大块，放入沸水汆烫，捞起，冲净；马铃薯、西红柿洗净、切块；绿花椰菜切小朵，洗净。②备好的牛肉和西红柿、花椰菜、马铃薯一起放入锅中，加水至盖过所有材料。以大火煮开后，转用小火续煮30分钟，然后再加入各种调味料即可。

药膳功效

本药膳滋肾益阳、调理气血、增强体力、强筋健骨。能够治疗气虚衰弱、身体乏力等症状，还可以增强体力。这道药膳汤不仅适合气虚容易感冒的人，同时也适合体虚而冬天怕冷、四肢发凉的人食用。

气滞体质

 推荐药材

① 人参　② 黑枣
③ 银耳　④ 红枣

 推荐食材

① 芹菜　② 乌鸡
③ 雪梨　④ 橘子

◄ 红枣

◄ 橘子

人体内的气维持着人体的生命活动。气就像河水一样，在不断地运行。如果阻滞不动了，就是气滞。

健康诊所

病因探究 气虚的人更容易诱生气滞体质。长期的精神紧张焦虑，思虑过度，也会使脾气郁结，运化失常而导致气滞。久静不动，运动不足，受寒受冷，血液循环减慢，也是形成气滞体质的原因。

症状剖析 偏头痛，失眠多梦；眼睛发红、疼痛，嘴里感觉发苦；身体疼痛，多为窜痛，时轻时重；肠胃胀满，易打嗝排气，或者胃痛；月经周期紊乱，月经前下腹部和乳房发胀。

本草药典　陈皮

功效

性味 性温；味辛苦。

挑选 橙红色或红棕色，有细皱纹，质稍硬而脆。

禁忌 不宜与半夏、天南星同用。

对胃肠道有温和刺激作用，排除肠道内积气

治疗咳嗽痰多，但不用于干咳无痰、口干舌燥等

可促进消化液的分泌，增加食欲

能起到缓解胃部胀满、治疗消化不良

饮食宜忌

宜

✓ 适量饮酒，酒有行气活血、疏肝解郁的功效。
✓ 适宜食用行气养肝的食物，如香菜、黄花菜、山楂、金橘、槟榔等。
✓ 多食有健胃消食作用的食物，如葡萄、草莓、甜橙、辣椒酱、小米粥等。

忌

✗ 酸味食物不宜一次食用过量。

保健小提示

　　练习太极拳有助于行气健体。太极拳运动量适中，能促进血液回流，促进心肌的功能，从而增强心脏的收缩力，有利于气血循环。长期坚持能有效改善气滞体质。

安神润肺+消除疲劳

人参雪梨乌鸡汤

◎ 材料

【药材】人参10克,黑枣5颗。
【食材】乌骨鸡300克,雪梨1个,盐5克,味精5克。

◎ 做法

①雪梨洗净,切块去核;乌骨鸡洗净,剁成小块,焯水;黑枣洗净;人参洗净切大段。
②锅中加油烧热,投入乌骨鸡块,爆炒后加适量清水,再加雪梨、黑枣、人参一起以大火炖30分钟,调味即可。

祛风活血+消除疲劳

枸杞黄芪蒸鳝片

◎ 材料

【药材】枸杞10克,麦门冬10克,黄芪10克。
【食材】鳝鱼350克,姜10克,胡椒粉等。

◎ 做法

①鳝鱼去头、骨剁段;黄芪、麦门冬洗净;枸杞洗净泡发;姜洗净切片。②将鳝鱼用盐、味精、酱油腌渍5分钟至入味。③将所有材料和调味料一起拌匀入锅中蒸熟即可。

补肾益精+滋肝养血

陈皮丝里脊肉

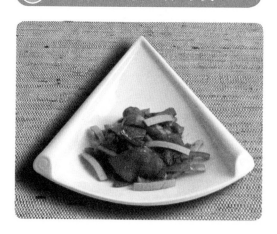

◎ 材料

【药材】陈皮5克。
【食材】猪里脊肉60克,葱5克,辣椒2克,淀粉、葡萄酒和油各5克,冰糖10克。

◎ 做法

①陈皮用温水泡10分钟,切丝;猪肉丝加入葡萄酒,用淀粉拌匀,放入油搅匀。②起油锅,转中火,放入猪肉丝拌炒略熟,加入冰糖、陈皮丝炒匀,勾薄芡。起锅前撒入葱丝、辣椒丝即成。

血虚体质

☀ 血，即循行于脉内的红色液态样物质，如果身体里某些元素缺乏了，血就会亏虚不足，这就是血虚。

健康诊所

（病因探究）血虚体质可能由过度劳累或过度用脑引起。人体只有吸收尽可能多的食物精华，才可能血气旺盛，因此脾胃不好、消化不良的人容易血虚。生活中的不节制，如人流、纵欲等也是导致血虚的罪魁祸首。

（症状剖析）头发枯黄，脱发掉发，少白头；皮肤干燥，过早产生皱纹；脸色苍白无光泽，嘴唇淡白，眼睑淡白少泽；身体偏瘦，月经量少、衍期甚至经闭，大便燥结，小便不利。

本草药典　无花果

功效

（性味）味甘性平。

（挑选）果形扁圆，果皮黄色，果肉细软者佳。

（禁忌）脂肪肝患者、腹泻者不宜食用。

有抗炎作用，可利咽消肿

能帮助消化，促进食欲，还有润肠通便的效果

增强体质，预防癌症的发生

含有分解血脂的成分，可降血压、预防冠心病

饮食宜忌

（宜）

✓ 多吃黑色的食物，如黑米、黑豆、黑枣、黑芝麻、豆豉、黑木耳、乌骨鸡等。

✓ 多吃红色的食物有助于补血，比如红枣、胡萝卜、番茄、枸杞子等。

✓ 多吃一些瘦肉、动物肝脏、血液、鱼类等蛋白质丰富的食物。

✓ 多吃炖菜、汤菜、粥羹，其中的营养成分更容易被吸收。

（忌）

保健小提示

血虚型体质不适合选择完全素食的饮食结构，蔬菜和水果中虽然维生素含量丰富，但蛋白质相对较少，不能满足人体的需要，所以要适当的增加膳食中的鱼肉蛋奶的比例。

活血祛瘀+安神止痛

黑枣参芪梅子茶

● 材料

【药材】 黑枣5颗，丹参75克，黄芪75克。
【食材】 紫苏梅5颗，冰糖2大匙。

● 做法

①将黑枣、丹参、黄芪与紫苏梅放入杯中，冲入热开水，盖上杯盖约10分钟。②加入冰糖搅拌至溶化即可。

食材百科

紫苏梅的做法是将青梅子洗净，用浓盐水浸泡三五天后，除掉了梅子的涩味，捞出装入罐中。放入和梅子等量的白糖，等到数天后梅汁淹过梅子，将风干的紫苏叶撕碎均匀撒入，腌制月余，梅子变成粉红色即可。

● 药膳功效

本药膳能活血祛瘀、宁心安神、止痛、促进血液循环。黑枣有加强补血的效果，多用于补血和作为调理药物，对贫血、肝炎、失眠、乏力有一定疗效。

行气活血+促进造血

归芪补血乌鸡汤

● 材料

【药材】 当归25克，黄芪25克。
【食材】 乌骨鸡1只，盐少许。

● 做法

①将乌骨鸡剁块，放入沸水汆烫、捞起、冲净。②乌鸡块和当归、黄芪一起盛锅，加6碗水，以大火煮开，再转小火续炖25分钟。③加盐调味即成。

● 药膳功效

当归搭配黄芪能行气活血，调理气血两虚之症。此汤品有造血功能，能促进血液循环和新陈代谢。贫血、妇女经血量多、产后发烧不退等，都宜以此汤品使气血在较短时间内恢复正常循环。

红枣乌鸡汤

材料

【药材】 红枣20颗，绿茶10克，枸杞5克。
【食材】 乌骨鸡半只，香菜20克，盐和香油各适量。

做法

①先将红枣泡软，鸡洗净、剁块，绿茶用布袋装好备用。②将剁好的鸡块放入锅中，接着放入茶包、枸杞、红枣，并加水至盖过鸡块为止。③以大火煮沸后转小火慢熬1小时，放盐调味即熄火，食用前撒上香菜、淋入香油即可。

药膳功效

本汤是滋补的上好佳品。需要注意的是大枣因加工的不同，有红枣、黑枣之分，入药一般以红枣为主。甜甜的红枣主治心腹邪气，适合少津液、身体虚弱、大惊、四肢酸麻患者长期服用。

本草详解

茶叶能提神清心、清热解暑、消食化痰、去腻减肥、清心除烦、解毒醒酒、生津止渴、降火明目、止痢除湿。闻起来香气清新馥郁、略带熟栗香味者佳。不宜与人参、西洋参等补气的药物同食。

补养精血+强筋健骨

鹿茸炖乌鸡

材料

【药材】 鹿茸10克。
【食材】 乌骨鸡250克，精盐适量。

做法

①将乌骨鸡洗净切块备用。将备好的乌鸡块与鹿茸一齐置炖盅内。②再加适量开水，用小火隔水炖熟，用调味料调味后即成。

药膳功效

本药膳能补养精血、强筋、健骨、益肾。适用于宫冷、肾虚不孕、月经不调、经血色淡量少、小腹冷感、腰膝酸软等。鹿茸的升阳作用很强，所以推荐在冬季食用本药膳，有驱寒暖身的功效。

补脾补血+润肺利咽

无花果煎鸡肝

● 材料

【药材】 无花果干3粒。
【食材】 鸡肝3副，砂糖1大匙。

● 做法

①鸡肝洗净，放入沸水中氽烫，捞起沥干；将无花果洗净、切小片。②平底锅加热，加1匙油，待油热后将鸡肝、无花果干一同爆炒，直到鸡肝熟透、无花果飘香。③砂糖加 1/3 碗水，煮至溶化；待鸡肝煎熟盛起，淋上糖汁调味。

● 药膳功效

本药膳具有补血、补脾、润肺、益胃、利咽等功效。无花果有帮助消化的良好作用，除了开胃、助消化之外，还能止腹泻、治咽喉痛。

食材百科

动物肝脏有很好的补血功效，面色萎黄者适当吃动物肝脏可补血养神。常食动物肝脏能保护视力，防治夜盲症，还有益于皮肤健康生长。但需要注意的是不新鲜的肝脏是不能吃的。

明目保肝+补气养血

红枣枸杞鸡汤

● 材料

【药材】 枸杞30克，党参3根，红枣30克。
【食材】 鸡300克，生姜1块，葱2根，香油10毫升，盐8克，酱油5毫升，胡椒粉5克，料酒5毫升，鸡精5克。

● 做法

①将鸡洗净后剁成块状，红枣、枸杞、党参洗净，姜切片、葱切段备用。②将剁好的鸡块及所有材料入水炖煮，加盐、酱油、胡椒粉、料酒煮 10 分钟。③转小火炖稍许，撒入调味料，淋上香油即可。

● 药膳功效

本药膳汤水清淡，味道香浓，能保肝明目、健脾益胃、益肾安神。食用乌鸡可以延缓衰老、强筋健骨、补气养血，对防治骨质疏松、佝偻病、铁性贫血症等有明显功效。尤其适合身体虚弱或皮肤干燥的人食用。

瘀血体质

 推荐药材 推荐食材

① 桂圆 ② 红枣
③ 桃仁 ④ 丹参
⑤ 红花

① 黑豆 ② 糙米
③ 鸡蛋 ④ 木耳

◀ 桃仁　◀ 木耳

❀ 若寒邪入血致使寒凝血滞，或情志不遂、久病体虚、阳气不足，这些都会导致瘀血症，形成瘀血体质。

健康诊所

（·病因探究）长时间地陷于某种坏情绪中，引起体内气血失调，脏腑功能失常，会形成瘀血型体质。多静少动，平常不锻炼身体，饮食过于油腻，环境寒冷等因素都会导致瘀血体质的形成。

（·症状剖析）面色晦暗，肤质粗糙，雀斑色斑多，嘴唇颜色偏暗，有黑眼圈；慢性关节痛、肩膀发酸、头痛；胃部感觉饱胀；牙龈出血，皮下毛细血管明显，下肢静脉曲张。

本草药典 · 红花

功效

（性味）性温，味辛。

（挑选）质柔软，具特异香气者佳。

（禁忌）腹部胀气者忌食。

活血化瘀，用于经闭、痛经、跌打损伤

→ 治疗各种静脉曲张、末梢神经炎

→ 扩张冠状动脉、降低血压

饮食宜忌

宜

✓ 多吃能行气活血的食物，如山楂、醋、玫瑰花、金橘、油菜、番木瓜等。
✓ 气血充足能避免瘀血，多吃能生血养血的食物，如红枣、木耳、丝瓜等。
✓ 适宜多吃黑木耳、菌类等，能带走肠壁上堆积的脂肪。

忌

✗ 避免油腻的食物。

保健小提示

　　晚上洗热水澡，能辅助改善瘀血体质。血遇热则会旺行，因此瘀血体质的人，不妨洗洗热水澡。此外，洗澡还能治疗糖尿病、消化不良、胃溃疡、便秘、头痛等多种疾病。

活血通脉+补心安神

丹参桃红乌鸡汤

◉ 材料

【药材】 丹参15克，红枣10颗，红花25克，桃仁5克。

【食材】 乌骨鸡腿1只，盐2小匙，棉布袋1个。

◉ 做法

①将红花、桃仁装在棉布袋内，扎紧。鸡腿洗净剁块、氽烫、捞起；红枣、丹参冲净。

②将所有材料盛入煮锅，加6碗水煮沸后转小火炖约20分钟，待鸡肉熟烂加盐调味即成。

益心活血+安神补虚

黑豆桂圆汤

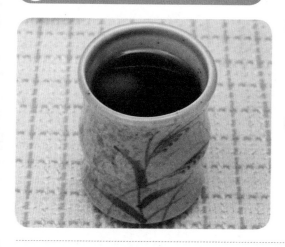

◉ 材料

【药材】 桂圆15克，红枣5颗。

【食材】 黑豆30克，糙米30克，白糖2小匙。

◉ 做法

①红枣洗净，切开去除枣核；黑豆、糙米洗净，分别泡发、待用。②黑豆与糙米洗净后，与红枣、桂圆（即龙眼干）加水1000毫升，煮滚后以小火再煮30分钟。滤渣代茶饮。

活血调经+安神止咳

川芎蛋花汤

◉ 材料

【药材】 川芎2钱。

【食材】 鸡蛋1个，米酒20毫升。

◉ 做法

①川芎洗净，浸泡于清水约20分钟。鸡蛋打入碗内，拌匀，备用。②起锅，倒入适量清水，以大火煮滚后，加入川芎，倒入鸡蛋，蛋熟后加入米酒即可。

阴虚体质

推荐药材	对症食材
①党参 ②百合	①紫米 ②猪肉
③银耳 ④蜂蜜	③芹菜 ④苜蓿

◀银耳　◀芹菜

☀ 阴是指人身体里的各种津液，当人体里的各种津液减少了，身体的阴亏虚，就会形成阴虚体质。

健康诊所

·病因探究 熬夜也会使身体里阴气不足，发生阴虚。如果吃的东西过于香燥生热，生了"内火"伤了身体里的"阴"，也会导致阴虚。阴虚也会随着衰老而出现。

·症状剖析 面颊偏红或潮红，经常口干，容易上火、口腔溃疡；喜冷食，易饥饿；手心、脚心容易发热冒汗；女性月经不调，月经过少，甚至闭经；体形消瘦，常常失眠，脾气暴躁。

本草药典 · 蜂蜜

性味 味甘，性平。

挑选 颜色呈黄色略带绿色者佳。

禁忌 不可与大葱、韭菜同食。

功效

- 调节神经系统功能，缓解紧张，有助睡眠
- 保护心脏，增加体内血红蛋白含量
- 有消炎、祛痰、润肺、止咳的功效
- 滋阴润燥，能润肠通便

饮食宜忌

宜
- ✓ 饮食应以清淡为宜。很多蔬菜都能清热祛火，比如白菜、黄瓜、茄子、苦瓜等。
- ✓ 大部分鱼类、贝类都非常适合列入阴虚体质人的菜单，比如鲫鱼、干贝、蛤蜊、蚌肉等。

忌
- ✗ 不适合吃牛羊肉这一类"热性"的肉，可以吃猪肉、鸭肉、兔肉等平性或凉性的肉类。

保健小提示

　　阴虚的人不适合多吃麻辣火锅，可以选择清淡的海鲜火锅代替。喜欢吃辣的人，要注意"吃熟不吃生"，因为辣味会随着烹饪消失，比如葱、姜、蒜等煮熟后辣味就会减轻了。

利尿消肿+防癌抗癌

糖枣芹菜汤

◉ 材料

【药材】 红枣10颗。

【食材】 水芹菜250克，黑糖2大匙。

◉ 做法

①红枣洗净，以清水泡软捞起，加3碗水煮汤，并加黑糖同煮。芹菜去根和老叶（鲜嫩叶要保留），洗净切段，备用。②待红枣熬至软透出味，约剩2碗余汤汁，加入切好的芹菜段，以大火滚沸一次，即可熄火。

◉ 药膳功效

本药膳能安神、利尿消肿、防癌抗癌、补气养血、健脾益胃。红枣和芹菜搭配，既能调中安神，又能消暑清热，是夏季祛暑的首选膳食。

🍒 食材百科

芹菜绝对是夏日饮食的佳品，它性味清凉，可降血压、降血脂，最大的特点是能清内热。还能缓解高血压引起的头昏眩晕、心悸失眠等。由于芹菜的钙磷含量较高，能保护血管，增强骨骼。

强精补肾 + 滋阴润肺

紫米甜饭团

◉ 材料

【药材】 枸杞5克。

【食材】 紫糯米60克，燕麦片3克，红豆、萝卜干各5克，罐头玉米粒，素肉松各10克，南瓜子8克，苜蓿芽20克。

◉ 做法

①紫糯米、红豆洗净，泡水至软；待紫糯米、红豆泡软，燕麦片分别盛入小碗至电饭锅蒸熟；苜蓿芽洗净，放入沸水中略烫后放凉。②将煮熟的紫糯米平铺于耐热塑料袋上，再将红豆、玉米粒等与素肉松铺于紫糯米上；再用塑料袋将所有食材包成饭团即可。

◉ 药膳功效

紫米的功效是补血养血，紫米的功效还有健脾、理中及治疗神经衰弱等多种作用。含有铁、锌、钙、磷等人体所需物质。配合多样的蔬菜和坚果类食品一起食用，是一道营养又健康的美味药膳。

补血活血 + 滋阴润肺

银耳优酪羹

○ 材料

【药材】 白木耳10克，蒟蒻50克。

【食材】 原味酸奶120克，清水600毫升，蜂蜜20克，细白糖适量。

○ 做法

①白木耳泡入水中发胀软化，剪去硬根部，叶片的部分剥成小片状；切小片。

②全部药材与清水600毫升置入锅中，以小火煮沸，约2分钟关火，滤取药汁备用。③药汁倒入锅中，加入白木耳煮沸，放入细白糖搅拌溶化后关火，透过滤网沥出白木耳；将白木耳拌匀，搭配原味酸奶即可食用。

○ 药膳功效

银耳性平无毒，既有补脾开胃的功效，又有益气清肠的作用，还可以滋阴润肺。酸奶可增强人体免疫功能；降低血清胆固醇的水平。二者结合可增强体质，有益身体健康。

食材百科

酸奶能增加胃酸，增强消化能力，促进食欲。经常食用酸牛奶，可以补充营养，防治动脉硬化、冠心病及癌症，降低胆固醇。

滋阴润肺 + 清心止咳

百合豆沙羊羹

○ 材料

【药材】 百合 15 克。

【食材】 扁豆15克，洋菜粉20克，绿豆沙200克，麦芽糖 50 克，细粒冰糖 30 克，蜂蜜 50 克。

○ 做法

①洋菜粉、细粒冰糖一起拌匀，加入冷开水100毫升，拌匀备用。②百合、扁豆洗净，加水煮软，放入果汁机中打成泥状，再倒入锅中加入做法1的材料拌匀，上锅熬煮，加入绿豆等所剩下的材料。③最后倒入模型中，待凉冷冻即可。

○ 药膳功效

此药膳具有滋补功效。百合具有润肺止咳、清心安神、补中益气的功效。扁豆可以补气强身，健脾和胃。绿豆还能清热利尿，清热解毒，凉血止血。所含蛋白质、磷脂均有兴奋神经、增进食欲的功能和降血脂的功效。

🍴 养脾益气+强心润肺

黄精炖猪肉

🔵 材料

【药材】黄精 50 克。

【食材】瘦猪肉 200 克，葱、姜、料酒、食盐、味精各适量。

🔵 做法

①将黄精、瘦猪肉洗净，分别切成长3厘米、宽5厘米的小块。②放入锅内，加水适量，放入葱、姜、食盐、料酒。③隔水炖蒸，待瘦肉熟后加入少许味精即可。

🔵 药膳功效

黄精炖猪肉，具有养脾阴、益心肺、润心肺、补中益气的功效，适用于阴虚体质、平时因调养不当或心脾阴血不足导致的食少失眠等病症；常用其作为保健食品来治疗肺结核、肺痨咳血、病后体虚等病症。

🍒 食材百科

猪肉的脂肪含量较高，在烹饪时煮炖超过2小时后，其中的脂肪会减少一半，胆固醇的含量也会大大降低。如果再加入海带或萝卜一起煮汤食用，更能减少其中脂肪的危害。

🍴 生津润肺 + 滋阴活血

银耳橘子汤

🔵 材料

【药材】白木耳1.5两，红枣5颗。

【食材】橘子半个，冰糖2大匙。

🔵 做法

①将白木耳泡软后，洗净去硬蒂，切小片备用；红枣洗净；橘子剥开取瓣状。②锅内倒入3杯的水，再放入白木耳及红枣一同煮开后，改小火再煮30分钟。③待红枣煮开入味后，加入冰糖拌匀，最后放入橘子略煮，即可熄火。

🔵 药膳功效

橘子味甘性平，有健胃理气、化痰止咳、通经络、消水肿等作用，银耳具有滋阴润肺、养气和血的作用，阴虚者可常用银耳煮粥来喝，能滋阴去火。此药膳能滋阴润肺、理气通络，对改善阴虚咳嗽、脾胃虚弱有很好的效果。此外，还有美容养颜、保湿润肤的作用，特别适合阴虚的女性食用。

痰湿体质

 推荐药材 | **对症食材**

推荐药材：
① 莲子　② 茯苓
③ 山药　④ 薏仁
⑤ 芡实

对症食材：
① 猪小肠　② 排骨
③ 鸡蛋　④ 豌豆

◀ 芡实　　◀ 豌豆

❀ 水在人体内担负着各种营养物质的输送。当身体新陈代谢不良，水分无法正常移动在身体内积滞，这就是痰湿。

健康诊所

• 病因探究　饮食甜腻伤害了脾脏，脾的运化功能减弱，长期滞留的水湿就成了痰湿。或者长时间生活在潮湿的环境中，外湿内侵，或者不喜欢运动，都会使人的体质偏向于痰湿。

• 症状剖析　身体虚胖，容易出汗，汗液黏腻；脸色暗黄，眼睛微肿，油性皮肤，脱发；常有痰，食欲减退、恶心，甚至反胃、呕吐；夜间尿频，尿量大颜色淡，女性会有白带过多。

本草药典 · 苦瓜

性味　味苦性寒。

挑选　果瘤颗粒大而饱满，则瓜肉厚。

禁忌　脾胃虚寒者不宜食用。

功效

• 苦瓜的新鲜汁液，有良好的降糖作用

提高机体的免疫功能，有抗癌作用 •

• 有利尿活血、消炎退热、清心明目的功效

其中的苦味素能增进食欲，健脾开胃 •

饮食宜忌

宜
✓ 多吃些健脾养胃的食物，如山药、薏米、香菇、银耳、南瓜、胡萝卜、鱼产品等。
✓ 选择化痰祛湿的食物，消除体内瘀积的水湿，比如大蒜、茼蒿、柿子、杏仁、苹果、甘蔗等。

忌
✗ 苦味食物一般具有清热、泻火、泻下、燥湿及降逆等作用，对祛除身体里的湿热最有效果。

保健小提示

痰湿体质的人在平时要经常运动，直到感到身体真的出汗了，才能有效果。可以选择竞走、跑步、打球等中等强度的运动。另外就是要注意居室不可过分潮湿，注意经常通风除湿。

益气补虚+升阳祛湿

党参黄芪排骨

● 材料

【药材】党参1克，黄芪1克，茴香（八角）1克。

【食材】小排骨120克，葱5克，姜片3克，米酒、豆腐乳、酱油、冰糖适量，淀粉少许。

● 做法

①排骨洗净，腌渍后入油锅炸至金黄色。党参、黄芪、八角放入锅中，加1碗水以小火煎煮20分钟，再加入其他佐料，煮沸。②在蒸锅底铺上葱段，将排骨蒸1小时，倒出汤汁，淋上芡汁即可。

固肾补脾+消除水肿

芡实莲子薏仁汤

● 材料

【药材】芡实100克，茯苓50克，山药50克，干品莲子100克，薏仁100克。

【食材】猪小肠500克，盐2小匙，米酒30克。

● 做法

①将猪小肠洗净，氽烫后，剪成小段。②将所有材料洗净，与备好的小肠一起放入锅中。加水煮沸，再用小火炖煮约30分钟。快熟时加入盐调味，淋上米酒即可。

润肺益气+定喘利尿

白果蒸蛋

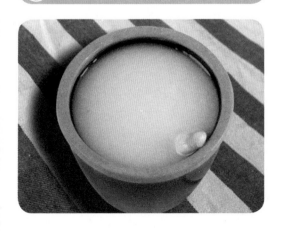

● 材料

【药材】鸡蛋2个，盐1小匙。

【食材】白果5颗。

● 做法

①白果剥皮及薄膜，鸡蛋加盐打匀，加温水调匀成蛋汁，放入碗中加入白果。②锅中加水，待水滚后转中小火隔水蒸蛋，每隔3分钟左右即掀一次锅盖，约蒸15分钟即可。

免疫力低下

当人体免疫功能失调，或者免疫系统不健全时，很多健康问题就会反复发作。

左侧边栏：疏肝理气篇 | 健脾益胃篇 | 润肺止咳篇 | 滋补养肾篇 | 补血护心篇 | 美容养颜篇 | 女生护理篇 | 青壮非妇篇 | 体质调理篇

推荐药材

①党参 ②灵芝
③山药 ④红枣
⑤黑豆 ⑥黄芪

对症食材

①香菇 ②龟
③豌豆 ④黑芝麻
⑤昆布 ⑥紫菜

◀党参

◀黑芝麻

健康诊所

病因探究 免疫力低下的身体易于被感染或患癌症；免疫反应异常也会产生对身体有害的结果，如引发过敏反应、自身免疫疾病等。各种原因使免疫系统不能正常发挥保护作用，都属于免疫力低下。

症状剖析 在此情况下，极易招致细菌、病毒、真菌等感染，因此免疫力低下最直接的表现就是容易生病。

本草药典 · 紫菜

性味 味甘、咸，性凉。

挑选 以深紫色、薄而有光泽的较新鲜。

禁忌 腹痛便溏者禁食。

功效

- 提高机体的免疫力，有抗癌作用
- 富含钙、铁等，能增强记忆
- 有明显降低血清胆固醇的作用。
- 治疗妇幼贫血，帮助坚固骨骼、牙齿

饮食宜忌

宜
- ✓ 蛋白质是合成免疫蛋白的主要原料，应适当多吃含蛋白质丰富的食物，如瘦肉、奶类、鱼虾类和豆类等。
- ✓ 喝茶也能调动人体免疫细胞抵御病毒、细菌以及真菌。

忌
- ✓ 多吃富含维生素C的水果、蔬菜，比如草莓、西红柿、黄瓜、胡萝卜等。

保健小提示

每天运动30分钟，每周5次，免疫细胞数目会增加，抵抗力也会增强。运动要适量，只要心跳加速即可，晚餐后散步就很适合，太过激烈或时间过长的运动反而会抑制免疫系统的功能。

（膳）强身健体+增强免疫力

黑豆洋菜糕

◯ 材料

【药材】 黑豆500克。

【食材】 白糖100克，洋菜粉12.5克，青梅少许、碎冰糖。

◯ 做法

①先将黑豆在石磨上磨一下，除去皮，再磨成粗粉，加白糖和适量的水拌匀，上笼蒸熟。②将洋菜粉加少许水调和，倒入蒸熟的黑豆中，放上少许青梅、碎冰糖，冷却后，放入冰箱冻成糕，切成小块，做成一道甜点，可随意食用。

◯ 药膳功效

这道菜具有强身健体、增肥丰乳之功效。据分析，黑豆中蛋白质含量可与瘦肉、鸡蛋媲美，还含有人体不能自身合成的氨基酸。此外，黑豆还含有多种微量元素，对人体的生长发育、新陈代谢、内分泌的活性、免疫功能等均具有重要的作用。

（膳）补虚润肺 + 补肾强精

蔬菜鲜饭团

◯ 材料

【药材】 黄芪10克，党参10克，枸杞6粒。

【食材】 黑芝麻5克，昆布30克，白米1杯，紫菜1张，细粒冰糖1大匙，色拉酱1大匙。

◯ 做法

①将黄芪、枸杞分别洗净，用棉布袋包起，熬煮出汤汁；再放入昆布，过滤出汤汁备用。②白米洗净，取备好的汤汁1杯浸泡30分钟后一起放入电饭锅，煮成白饭，趁热拌入冰糖溶化，将白饭做成饭团备用。③将小片的紫菜贴在饭团上，撒上枸杞即可。

◯ 药膳功效

本药膳能补血明目、祛风润肠、益肝养发、抗衰老、增加免疫力的功效。黄芪和党参都是很好的补中益气的药材，和滋阴的黑芝麻、昆布搭配，适合身体虚弱、头晕耳鸣、高血压、高血脂、贫血的人食用。

疏肝理气篇
健脾益胃篇
润肺止咳篇
滋补养肾篇
补血护心篇
美容养颜篇
女性护理篇
清热排毒篇
体质调理篇

补气养血 + 滋补健身

糯米甜红枣

◉ 材料

【药材】 红枣200克。
【食材】 糯米粉100克，白糖30克。

◉ 做法

①将红枣洗净、泡好，用刀切开枣肚，去核。②糯米粉用水搓成细团，放入切开的枣腹中，装盘。盘中可放一片荷叶，既能提味，又能避免黏盘。③用白糖加水，将其溶化成糖水，均匀倒入糯米红枣中，再将整盘放入蒸笼，蒸5分钟即可出笼。

◉ 药膳功效

此药膳健脾益胃，适合脾胃虚弱，腹泻，倦怠无力的人食用，常食能补中益气，健脾胃，达到增加食欲，止泻的功效。

🍒 食材百科

糯米是一种温和的滋补品，能补虚养血、健脾暖胃、补脑益智，可以做年糕、包粽子。发酵制成的糯米酒，不仅味道香醇，营养也更加丰富。但糯米不宜消化，不可多吃。

增强体力 + 补血养颜

土茯苓灵芝炖龟

◉ 材料

【药材】 灵芝200克，土茯苓50克。
【食材】 草龟1只，瘦肉200克，家鸡半只，大干贝3个，姜片5克，盐3克，味精5克，酒少许。

◉ 做法

①草龟宰杀洗净，家鸡洗净，瘦肉切小块，干贝放入水中泡发2小时。②把所有准备好的材料放入沸水中汆透，捞出，洗净。③把材料放入炖盅中，加入调味料，入蒸锅蒸3小时，即可。

◉ 药膳功效

《本草纲目》中记载土茯苓具有"健脾胃，强筋骨，祛风湿"的功效，而乌龟则能大补阴虚，治劳倦内伤、四肢无力。土茯苓和乌龟搭配，一清一补，和能滋补强壮、固本扶正的灵芝一起煲汤，更加强清利湿热、解毒利尿的功效。

防癌治癌+增强免疫

山药炒豌豆

材料

【药材】生山药半斤，冬笋4两。

【食材】豌豆荚1两，竹笙、香菇、胡萝卜、辣椒适量，盐1/2茶匙，淀粉2汤匙。

做法

①香菇轻划十字，备用；豌豆荚、胡萝卜、辣椒斜切片，山药、冬笋切薄片，竹笙切段。②烧热油锅，放入香菇、辣椒稍微拌炒，放入胡萝卜、山药等同炒，再加1杯水。③收汁后放入豌豆荚、竹笙，最后用淀粉勾一层薄芡即可。

药膳功效

此药膳能清热解毒，治疗温病发热、热毒血痢，具有抗菌消炎，促进新陈代谢和增强免疫力的功效。其中的豌豆多食会发生腹胀，故不宜大量食用。

本草详解

冬笋营养丰富，质嫩味鲜，清脆爽口。具有清热化痰、解渴除烦、利尿通便、养肝明目、消食的功效。对冠心病、高血压、糖尿病和动脉硬化等有一定的食疗作用，有一定抗癌作用。

滋阴壮阳 + 养心补气

党参煲牛蛙

材料

【药材】党参15克，红枣10克，莲子10克。

【食材】活牛蛙200克，排骨50克，姜、葱各10克，盐20克，白糖5克，胡椒粉少许。

做法

①将牛蛙处理干净，剁成块；排骨洗净剁块，汆烫捞出；姜切片；葱切段；红枣泡发备用。②在锅中注入适量清水，再放入牛蛙、排骨、党参、红枣、莲子。③用中火先煲30分钟，再加入盐、味精、白糖、胡椒粉，再煲10分钟即可。

药膳功效

本药膳有养心、安神、补气、滋阴壮阳之功效，可以促使人体气血旺盛、精力充沛、有利于病人的康复。适合病后体虚、免疫力低下、久劳伤身的人食用。

食材百科

牛蛙的营养价值非常高，是一种高蛋白质、低脂肪、低胆固醇的营养食品，备受人们的喜爱。牛蛙有滋补解毒的功效，消化功能差或胃酸过多的人及体质弱的人可以用来滋补身体。